Laryngeal Dissection and Surgery Guide

喉部解剖与手术指南

〔美〕 赛思·德利
苏尼尔·韦马尔 主编

董 频 主译

天津出版传媒集团

天津科技翻译出版有限公司

著作权合同登记号：图字：02-2013-215

图书在版编目（CIP）数据

喉部解剖与手术指南 / (美) 德利 (Dailey,S. H.)，(美) 韦马尔 (Verma,S. P.)
主编；董频等译. －天津：天津科技翻译出版有限公司，2015.6
书名原文：Laryngeal dissection and surgery guide
ISBN 978-7-5433-3489-2

Ⅰ.①喉… Ⅱ.①德… ②韦… ③董… Ⅲ.①喉－人体解剖－指南②喉疾
病－耳鼻喉外科手术－指南 Ⅳ.①R322.3-62②R767.91-62

中国版本图书馆CIP数据核字(2015)第087533号

授权单位：Thieme Medical Publishers, Inc.
出　　版：天津科技翻译出版有限公司
出 版 人：刘 庆
地　　址：天津市南开区白堤路244号
邮政编码：300192
电　　话：022-87894896
传　　真：022-87895650
网　　址：www.tsttpc.com
印　　刷：天津市银博印刷集团有限公司
发　　行：全国新华书店
版本记录：889×1194　16开本　11印张　203千字
　　　　　2015年6月第1版　2015年6月第1次印刷
　　　　　定价：98.00元

（如发现印装问题，可与出版社调换）

译者名单

主译 董　频

译者 徐宏鸣　韩淼淼　王保鑫　谢　芳　陈歆维

编者名单

Clint T. Allen, MD
Acting Instructor
Department of Otolaryngology–Head and Neck Surgery
University of Washington
Seattle, Washington

Peter C. Belafsky, MD, MPH, PhD
Professor and Director
Center for Voice and Swallowing
Department of Otolaryngology–Head and Neck Surgery
University of California–Davis
Sacramento, California

Michael S. Benninger, MD
Chairman
Head and Neck Institute
The Cleveland Clinic
Cleveland, Ohio

Gerald S. Berke, MD
Professor and Chair
Department of Head and Neck Surgery
David Geffen School of Medicine
University of California–Los Angeles
Los Angeles, California

Martin A Birchall, MD, FRCS, MedSci
Professor of Laryngology
University College London Ear Institute
University College
London, England

Andrew Blitzer, MD, DDS
Professor of Clinical Otolaryngology
Columbia University College of Physicians and Surgeons
Director
New York Center for Voice and Swallowing Disorders
New York, New York

Joel H. Blumin, MD, FACS
Associate Professor and Chief
Division of Laryngology and Professional Voice
Department of Otolaryngology and Communication
  Sciences
Medical College of Wisconsin
Milwaukee, Wisconsin

Paul F. Castellanos, MD, FCCP
Laryngology Bronchoesophagology
Executive Secretary–Treasurer
International Bronchoesophagological Society
Associate Professor of Surgery
Division of Otolaryngology–Head and Neck Surgery
University of Alabama at Birmingham
Birmingham, Alabama

Lesley French Childs, MD
Assistant Professor
Clinical Center for Voice Care
Department of Otolaryngology–Head and Neck Surgery
University of Texas Southwestern Medical Center
Dallas, Texas

Roger L. Crumley, MD, MBA
Professor Emeritus
Department of Otolaryngology–Head and Neck Surgery
University of California–Irvine School of Medicine
Irvine, California

Seth H. Dailey, MD
Associate Professor
Division of Otolaryngology–Head and Neck Surgery
Laryngology Fellowship Director
Chief of Laryngology
University of Wisconsin School of Medicine and Public
  Health
Madison, Wisconsin

Edward J. Damrose, MD, FACS
Asssociate Professor, Chief
Department of Otolaryngology–Head and Neck Surgery
Stanford University Medical Center
Stanford, California

Francesca Del Bon, MD
Department of Otorhinolaryngology
University of Brescia
Brescia, Italy

Charles N. Ford, MD, FACS
Professor Emeritus
Department of Surgery–Otolaryngology
University of Wisconsin School of Medicine and Public
  Health
Madison, Wisconsin

C. Gaelyn Garrett, MD
Professor, Medical Director
Vanderbilt Voice Center
Department of Otolaryngology
Vanderbilt University Medical Center
Nashville, Tennessee

Andrew C. Heaford, MD
Pediatric Otolaryngology Fellow
Department of Otolaryngology–Head & Neck Surgery
University of Iowa Hospitals and Clinics
Iowa City, Iowa

Shigeru Hirano, MD, PhD
Associate Professor
Department of Otolaryngology
Kyoto University
Kyoto, Japan

Henry T. Hoffman, MD, MS
Professor, Director of Voice Clinic
Department of Otolaryngology
University of Iowa Hospitals and Clinics
Iowa City, Iowa

F. Christopher Holsinger, MD, FACS
Associate Professor
Department of Surgery
MD Anderson Cancer Center
University of Texas
Houston, Texas
Adjunct Assistant Professor
Department of Otorhinolaryngology and
  Communicative Sciences
Baylor College of Medicine
Houston, Texas

Adam M. Klein, MD, FACS
Associate Professor
Department of Otolaryngology–Head and Neck Surgery
Emory University School of Medicine
Atlanta, Georgia

Ollivier Laccourreye, MD
Professor of Otorhinolaryngology
Department of Otorhinolaryngology–Head and Neck
  Surgery
Université Paris Descartes Sorbonne Paris Cité
Paris, France

Catherine Rees Lintzenich, MD
Associate Professor
Department of Otolaryngology
Wake Forest School of Medicine
Winston-Salem, North Carolina

Jennifer L. Long, MD, PhD
Assistant Professor
Department of Head and Neck Surgery
University of California–Los Angeles
Los Angeles, California

Timothy M. McCulloch, MD
Professor and Chairman
Department of Surgery
University of Wisconsin School of Medicine and Public
  Health
Madison, Wisconsin

J. Scott McMurray, MD
Associate Professor
Pediatric Otolaryngology
Department of Surgery
University of Wisconsin School of Medicine and Public
  Health
Madison, Wisconsin

Albert L. Merati, MD, FACS
Professor and Chief, Laryngology
Department of Otolaryngology–Head and Neck Surgery
University of Washington School of Medicine
Seattle, Washington

Ravi C. Nayar, MS, ENT, DLO, DCCF, DNBE
Professor
Department of Otolaryngology and Head and Neck
  Surgery
St. John's Medical College Hospital
Bangalore, India

Randal C. Paniello, MD
Associate Professor
Department of Otolaryngology–Head and Neck Surgery
Washington University School of Medicine
St. Louis, Missouri

Giorgio Perreti, MD
Associate Professor
Chairman
Department of Otorhinolaryngology
University of Genoa
Genoa, Italy

Scott M. Rickert, MD
Acting Director of Pediatric Otolaryngology
Director of Pediatric Voice Center
New York University Langone Medical Center
New York, New York

Robert Thayer Sataloff, MD, DMA, FACS
Professor and Chairman
Department of Otolaryngology-Head and Neck Surgery
Senior Associate Dean for Clinical Academic Specialties
Drexel University College of Medicine
Philadelphia, Pennsylvania

Vaibhav Sharma, MBBS, BSc (Hons), MRCS, DOHNS
Otolaryngology Trainee
Department of Laryngology
Royal National Throat, Nose and Ear Hospital
London, England

Ichiro Tateya, MD, PhD
Assistant Professor
Department of Otolaryngology-Head and Neck Surgery
Kyoto University
Kyoto, Japan

Sunil P. Verma, MD
Assistant Professor
Director, University Voice and Swallowing Center
Department of Otolaryngology–Head and Neck Surgery
University of California–Irvine School of Medicine
Irvine, California

Gregory S. Weinstein, MD
Professor and Vice Chair
Director, Division of Head and Neck Surgery
Co-Director, The Center for Head and Neck Cancer
Department of Otorhinolaryngology–Head and Neck
  Surgery
University of Pennsylvania
Philadelphia, Pennsylvania

Peak Woo, MD, FACS
Clinical Professor
Department of Otolaryngology–Head and Neck Surgery
Mount Sinai School of Medicine
New York, New York

Gayle Woodson, MD, FACS, FRCS(C)
Professor and Chair
Department of Otolaryngology–Head and Neck Surgery
Southern Illinois University School of Medicine
Springfield, Illinois

Harry V. Wright, MD, MS
Resident Physician
Department of Otolaryngology–Head and Neck Surgery
Vanderbilt Medical Center
Nashville, Tennessee

S. Carter Wright, MD
Assistant Professor
Director of Voice Center
Wake Forest University Baptist Health
Winston-Salem, North Carolina

Steven M. Zeitels, MD, FACS
Director
Center for Laryngeal Surgery and Voice Rehabilitation
Massachuset ts General Hospital
Eugene B. Casey Professor of Laryngeal Surgery
Harvard Medical School
Boston, Massachusetts

译者前言

近30年来，在喉外科技术飞速发展的前提下，各种喉切除、功能修复及重建术的完善，以及显微外科、嗓音重建的发展，使得喉部手术方法有了很大的提高与改进。如今，越来越多的耳鼻喉头颈外科医生在保证手术成功的前提下更加关注如何提高患者术后的生活质量，恢复其呼吸、吞咽及发音功能。而离体解剖对于学习解剖学知识及领悟手术操作精神具有极其重要的意义。所以我们需要了解更精细的解剖结构及手术操作细节，进而为耳鼻喉头颈外科住院医师培训或精益求精的术者在不断完善技术的过程中提供指导，为广大患者争取最大利益。

2012年由赛思·德利（Seth H. Dailey）教授和苏尼尔·韦马尔（Sunil P. Verma）教授联合主编的《喉部解剖与手术指南》一书，明确了喉部解剖结构的位置、形态及相应的毗邻关系，在最大限度利用喉标本的前提下完美呈现了喉内镜手术、门诊喉手术、开放性喉嗓音手术、喉癌手术及开放性喉气管手术的操作过程，就手术适应证、禁忌证、操作过程中的关键点及易忽视之处进行标注，同时提供相关的操作示意图及参考文献，给临床工作者以最直观的印象并给了客观依据。书中，两位教授完美地引入了雅各伯·索利斯·科恩教授所推崇的经颈部及经鼻入路的理念，我坚信该书将是一项伟大的学术贡献。在此背景下，我们组织了上海市第一人民医院耳鼻咽喉头颈外科具有丰富临床经验的医师，将此书翻译成中文版，推荐给国内耳鼻喉头颈外科的同道们，供大家在临床工作中参考。

为保证在形式与内容上维持原著的理念，我们在翻译过程中查阅了大量的文献及互联网资料，并进行反复讨论研究，最终全部译文由主译进行统一审校。即便如此，由于译者对某些问题的理解及认识可能存在偏差，错误之处在所难免，希望广大同仁、读者批评指正。

衷心感谢徐宏鸣、韩淼淼、王保鑫、谢芳、陈歆维各位译者的同心合作，以及所付出的时间和精力，使得本书的翻译得以顺利完成。感谢天津科技翻译出版有限公司的编辑们在本书出版过程中所作出的努力。

主任医师、教授、博士生导师
上海交通大学附属第一人民医院耳鼻咽喉头颈外科主任

2015年5月于上海

序

    非常高兴有机会拜读赛思·德利教授和苏尼尔·韦马尔教授主编的《喉部解剖与手术指南》。过去的 30 年，人们研发设计出了一大批新兴的、复杂而微妙的喉外科操作技术。这些外科技术的进步反映了人们在治疗方面，例如喉癌、气道加强和嗓音重建等疾病，具有巨大的创造能力。德利教授和韦马尔教授认为编写一本以尸体为基础的图谱十分必要，以便给那些想要加强自身喉手术技能的人清晰地展示这些操作。于是，他们花费了大量的精力进行精美的解剖，一步步清晰地展示了这些操作的细节。他们的付出不仅可以为想要扩展技术设备的有经验的外科医生提供帮助，也可以激发外科医生进一步深造学习。该图谱巧妙地融入了综合外科技术前沿知识教学中非常重要且发展迅速的解剖模拟模型。德利教授和韦马尔教授一起创作的这本独特、珍贵的图谱将很可能成为耳鼻咽喉科住院医师培训项目和高年资住院医师喉外科技能训练的常规课程的一部分。他们认识到在处理一些问题方面需要一系列的手术理念，于是召集一批外科医生来共同创作完成这项复杂的工程。两位教授完美地引入了美国首席喉外科专家雅各伯·索利斯·科恩推崇的经鼻入路和经颈部入路技术理念，我坚信此优秀图谱将作为一项卓越的学术贡献呈现在大众面前。

史提芬·塞特尔（Steven M. Zeitels）主任
马萨诸塞州公立医院喉外科与嗓音重建中心

前　言

　　该书创作源于想要对喉科学重要外科技术掌握的需求，更重要的是可以帮助对这个领域感兴趣的学生。耳科领域很久之前就公认离体解剖对于学习解剖学知识和具体的操作步骤具有重要意义。无论是以计算机还是尸体为基础或其他方式为基础，模拟已经得到耳鼻咽喉科及其他外科领域的广泛认可，并且成为实施典范。喉科学发展到现在对许多医师和研究人员来说是一种馈赠，这使他们逐渐从迷惑走向清晰，并全身心地投入到临床医疗工作的发展中。

　　下面一些介绍性的评论或许可以帮助读者更好地使用本书：

　　·为了能够最大限度利用喉标本，要先进行破坏性较小的操作，再进行破坏性大的操作。

　　·通过使用2个半喉来增强喉标本的实用性，小组成员之间需要遵守一定的计划和协议。

　　·这些操作可以由个人完成，也可以由小组来完成。如果有经验丰富的专家现场指导，或许会缩短学习周期。

　　·人喉标本无法使用时也可以用其他物种的喉。比较大的犬喉是人类喉很好的替代品。

　　·为了强调一些重要概念，书中附加了一些额外的信息。

　　·与手术室中高风险的环境相比，尸体解剖是无风险的，操作过程中出现错误应该在可以接受范围内并及时反馈，之后的操作应在合理的范围内进行。

　　·喉实验过程中鼓励以学生为中心，这很可能发现目前操作中需要改进的地方。创新性的实践操作需要投入和奉献精神。

致谢

　　非常感激这些年指导我们的人。感谢医学院的老师们，以及住院医师期间和研究员期间的教授们，感谢我们的团队、住院医师们和朋友们。我们特别感谢麦克莱恩·冈德森（McLean Gunderson）教授在照片采集中的努力工作，迪莱特·亨斯勒（Delight Hensler）女士专门的行政支持以及威斯康星大学耳鼻咽喉头颈外科住院医师们对改进本书作出的努力。

　　另外，还要感谢卡尔·赛弗（Carl E.Silver）教授，他在教学和精神上给予我慷慨的帮助，使得我与头颈部疾病结下了不解之缘。还要感谢史提芬·赛特尔（Steven M.Zeitels）教授，杰姆斯·科布勒（James Kobler）教授和杰姆斯·希顿（James Heaton）教授对最初创作这本著作这一想法的支持。

赛思·德利

苏尼尔·韦马尔

感谢我的妻子和孩子，没有他们的支持该书将不可能完成。

赛思·德利

感谢我的祖父母和父母给我提供一个充满爱和温馨的家庭。我的姐妹们也常常倾听和关心我。特别感谢我的妻子和孩子在日常生活中给予我的支持和关爱，使得编书过程非常顺利。

苏尼尔·韦马尔

目　录

第1篇

喉部解剖与手术概论

第 1 章

喉部解剖与手术概论

Seth H. Dailey , Sunil P. Verma

本书旨在向读者提供喉腔基本解剖的指导，使读者通过大量实践操作逐步提高手术技能。同时，全面展示各类喉腔手术的要领，使读者在实际手术操作中能够得心应手。学习者可以单独或以团队的形式在无风险的情况下进行练习，这种手术练习有时得不到直接的评价。从有经验的人那里得到操作正确与否的评价无疑是有利的，但是个人单独练习同样是非常重要的。在实践中，学习者必须对实验器材有所熟悉。以下是对实验环境准备工作所提供的一些建议。

■ 地点

解剖尸体喉部必须在一个适合这项任务的地方进行。这一区域一定要与患者临床护理的地点分开。在教学机构中，尸体解剖的教学实验室就可以满足条件。这样的实验室可以提供充足的照明、通风设备、易清洁的工作台及与患者分开的环境，也给标本处理提供了方便。耳鼻喉住院医师进行耳部练习的颞骨实验室也是一个能满足这些要求的理想场所。此类实验室多配备有显微镜、各类训练站，以及可使学生直接观看手术过程的带有摄像设备的教学站，这些设备对于喉腔手术训练同样大有益处。

■ 器材

必需的仪器包括：
- 正如概述中所提到的一个合适的场所。
- 护目镜和无菌手套用于全面防护。
- 一个锐器（针、用过的手术刀等）处置容器。
- 用于清理仪器的一个带有自来水的水槽。
- 用于清洗工作台和解剖台的清洁剂。
- 用于处理用过的尸体标本和切除的软组织碎片的传染性医疗垃圾容器，即"红色垃圾袋"。
- 一个喉部解剖台。这些台站需专门为这一教学训练而设计及建造。该设备目前以成本价出售，有需要的读者可以联系作者。
- 尸体标本。人的喉部尸体标本是理想的材料。在妥善安排后能从医院的病理科采购到这些材料。在市场上也能买到标本，但都比较昂贵。犬喉常能从兽医学校采购到。牛和猪的标本可以很容易地从当地的屠夫那里得到。

• 选择不同型号的橡胶软木（用作玻璃烧瓶的塞子，在大多数科学实验目录中都可见到）置入标本的气管处。图钉也是必需品。

• 在附近设立的保存标本的冷冻库。注意：一旦解冻，标本将开始腐烂，在室温中放置几小时后它们将变得不可使用。也可以重新冻结标本，但是这样会影响对组织解剖的精确性。

• 符合本章节教学目的的缝合材料。手术室过期的缝合物质可以作为这一必需品极好的低成本的来源。值得注意的是 3-0 聚丙烯缝线（Ethicon,Somerville,NJ,USA）对悬吊固定的尸体喉腔解剖及手术操作尤为适用。

• 外科器械可在头颈部手术的器械包中找到。这些器械包括手术刀、止血钳、镊子和各类手术剪刀。其他有用的器械有弗里尔剥离子和一些耳科的显微器械，比如：贝鲁奇剪刀和圆形剥离子。

• 用于显微喉镜下操作的喉显微器械，包括左右心形抓钳、左右剪刀、微型喉部吸引管和钝性分离器。

• 一个摆锯和一个刀片及耳科电钻。如果实验室有配备的话，吸引器也是十分有用的。

• 一架带有 350mm 镜头的显微镜。大多数颞骨实验室的显微镜带有 250mm 的镜头，它是耳科解剖理想的工具。但是这种显微镜焦距太短，会妨碍喉显微器械进入喉镜的内腔。更高倍焦距的镜头可以克服这一缺陷。为了防止显微镜已被安装在工作台面上而镜头又不能替换的情况发生，需要准备一架独立的显微镜备用。

• 本章特定的设备。比如，神经吻合术所需的显微器械。厂商生产的手术室用品可以通过更便宜的材料改造获取；比如，戈尔—特克斯纤维（W.L.Gore & Associates,Elkton,MD,USA）可以用丝带对折来模仿。我们鼓励用小的创造发明来减少其他贵重物品的开支。

■开放性手术和内镜手术准备

开放手术和内镜手术之前有以下准备工作：

• 标本的制备。获取的喉腔标本大多没有进行过预处理。通常需切除带状肌。一般保留三个气管环，用来固定插入的软木塞。在多数章节的操作中，需预先切除舌骨。同时，对于多数章节，咽和食管切除是合适的。事先通过简要地阅读相关章节可以防止无意中切除需保留的结构。

• 将喉解剖台放置在表面平整的台子上（图 1.1）。

• 固定支架（图 1.2），用扳手将接入点轻轻地拧紧。

• 组装软木塞夹固定器部件（图 1.3，图 1.4）。

• 定制插入气管的软木塞的大小，软木塞的一端大于气管的直径，而另一端小于气管的直径，便于将其插入气管（图 1.5）。

• 将软木塞插入气管环内（图 1.6）。注意保留标本上的三个气管环。

• 用图钉将标本等间距地固定在软木上（图 1.7，图 1.8）。

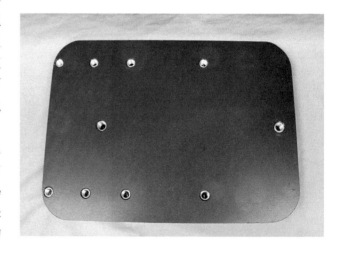

图 1.1　将解剖台底座放置在平台上，并辨别支架插入位点。

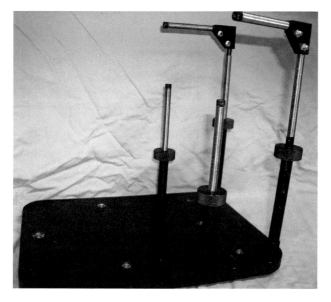

图1.2 将支架插入底座，并拧紧支架固定。

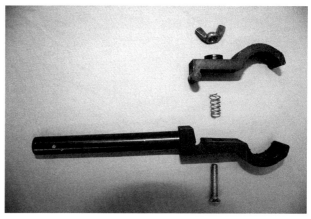

图1.3 软木塞夹的各部件。

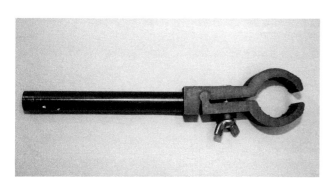

图1.4 组装成如图所示的样子。

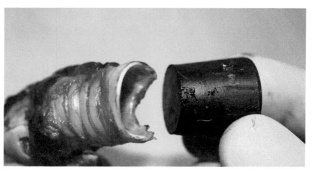

图1.5 软木塞大小应适于气管管径。

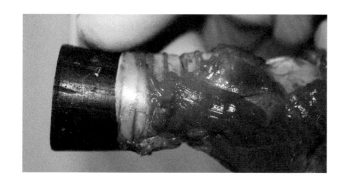

图1.6 插入软木塞，使其远端位于环状软骨下缘。

· 将大头针沿软木塞等空间距离插入，以固定样本于软木塞上（图1.7，图1.8）。

· 将固定好标本的软木塞夹插入底座上并拧紧（图1.9）。

· 用聚丙烯缝线悬吊声门上旁正中组织，使标本固定在支架上（图1.10）。

· 用聚丙烯缝线包绕每个固定支架的横臂的弹簧，拉动缝线，调节弹簧上的螺纹，使标本固定在最佳位置后，修剪多余缝线（图1.11）。

· 若该标本先进行开放性解剖，则之后也可以继

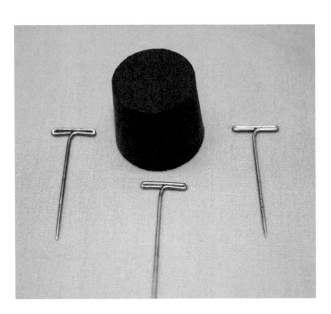

图1.7 这三枚大头针在这一步骤中用在软木塞上。

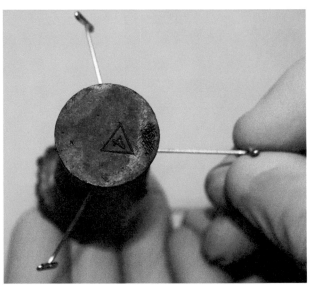

图1.8 将三枚大头针分别在气管近端与软木塞吻合处固定。

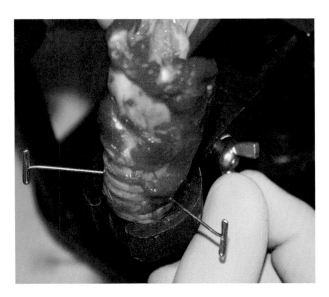

图1.9 将软木塞与喉标本放置于台面上并插入到软木塞夹中固定。

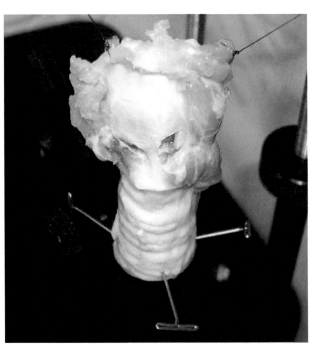

图1.10 缝线一端固定于声门上组织，另一端固定于支架的水平杆。

续用于内镜入路。喉镜组件可按图 1.12 和图 1.13 所示的方法组装。

· 旋转软木塞支架，使喉开口对准喉镜远端，调整方位使喉镜远端正好沿喉至声带水平（图 1.14）。这个步骤可能需要耐心操作。

· 这时可以应用喉显微器械操作，也可以进行其他内镜下操作（图 1.15）。

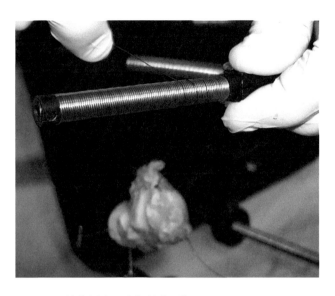

图 1.11　缝线固定于支架的水平杆。

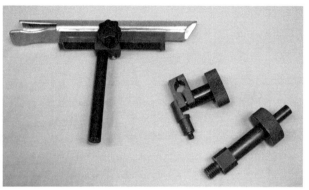

图 1.12　喉镜的部件。

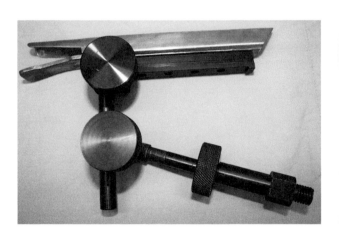

图 1.13　组装好的喉镜部件。

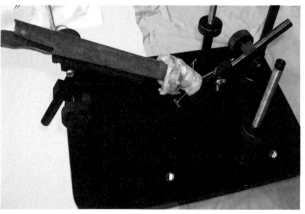

图 1.14　将软木塞支架旋转到正确位置。注意需沿其长轴将软木塞旋转 180°，使喉镜适合插入。

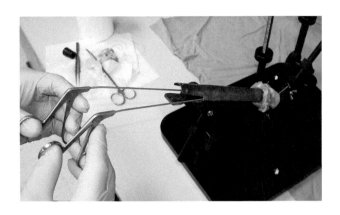

图 1.15   至此便可开始使用喉显微器械。用于照明和放大的显微镜也是必不可少的。

第 2 章

喉的解剖

Sunil P. Verma

熟悉喉的相关解剖非常重要（图 2.1，2.2，2.3，2.4，2.5，2.6，2.7，2.8，2.9）。

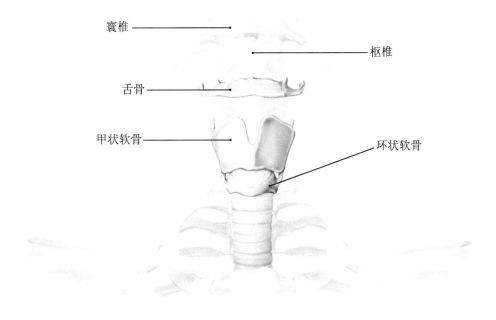

寰椎

枢椎

舌骨

甲状软骨

环状软骨

图 2.1 喉在颈部的位置。（摘自：THIEME Atlas of Anatomy, Neck and Internal Organs, ©Thieme 2010. Illustration by Karl Wesker .）

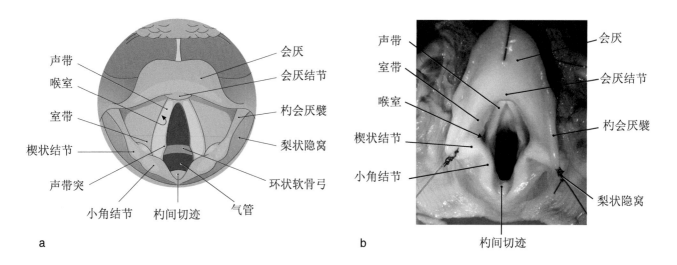

图 2.2a,b　喉的内面观。（**a** 图摘自：THIEME Atlas of Anatomy, Neck and Internal Organs, ©Thieme 2010. Illustration by Markus Voll.）

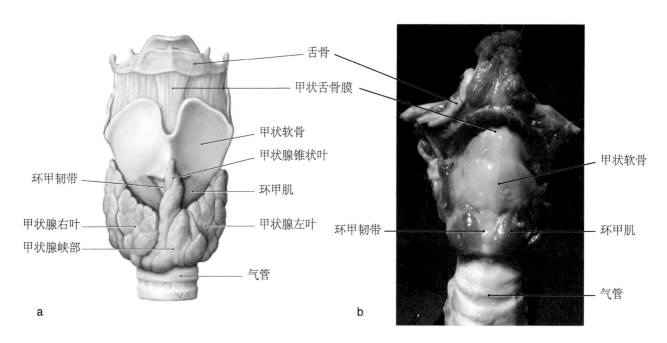

图 2.3a,b　喉前面观。（**a** 图摘自：THIEME Atlas of Anatomy, Neck and Internal Organs, ©Thieme 2010. Illustration by Markus Voll.）

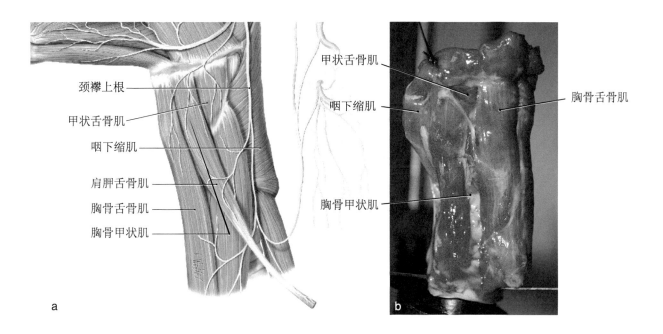

图 2.4a,b 喉的左侧面观。（a 图摘自：THIEME Atlas of Anatomy,Neck and Internal Organs, ©Thieme 2010. Illustration by Karl Wesker .）

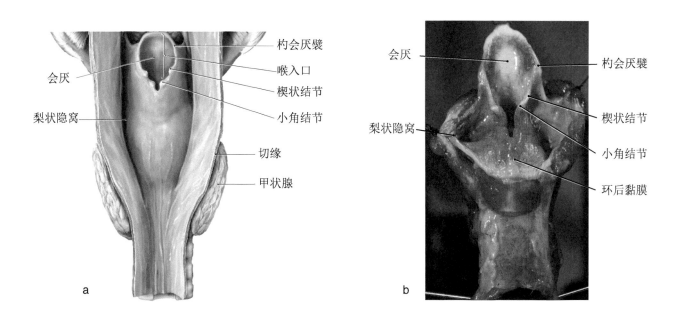

图 2.5a,b 喉的后面观。（a 图摘自： THIEME Atlas of Anatomy,Neck and Internal Organs, ©Thieme 2010. Illustration by Karl Wesker .）

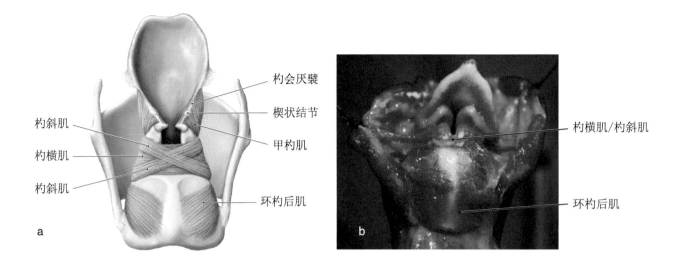

图 2.6a,b 去除黏膜后喉的后面观。（a 图摘自：THIEME Atlas of Anatomy, Neck and Internal Organs, ©Thieme 2010. Illustration by Markus Voll.）

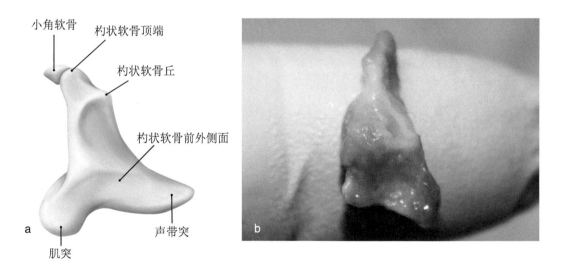

图 2.7a,b 杓状软骨内侧面观。（a 图摘自：THIEME Atlas of Anatomy, Neck and Internal Organs, ©Thieme 2010. Illustration by Markus Voll.）

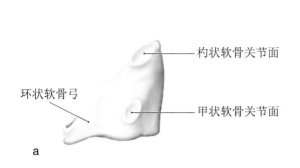
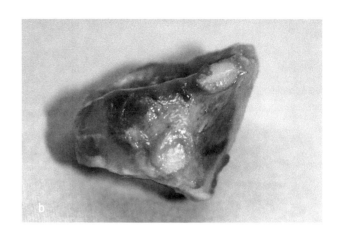

环状软骨弓

杓状软骨关节面

甲状软骨关节面

a

b

图 2.8a,b 环状软骨侧面观。（a 图摘自：THIEME Atlas of Anatomy, Neck and Internal Organs, ©Thieme 2010. Illustration by Markus Voll.）

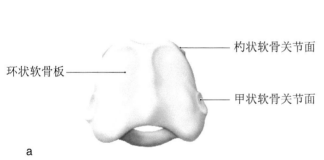
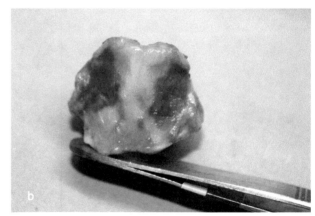

环状软骨板

杓状软骨关节面

甲状软骨关节面

a

b

图 2.9a,b 环状软骨后面观。（a 图摘自： THIEME Atlas of Anatomy, Neck and Internal Organs, ©Thieme 2010. Illustration by Markus Voll.）

第 2 篇

解　剖

第3章

喉的应用解剖

Seth H. Dailey , Sunil P. Verma

这一章提供了一种用由外至内的方式解剖喉部的方法。首先，把整个喉标本安装好。逐层辨认结构并移除，以发现各解剖结构间的重要关系。

■ 手术步骤

- 把气管置于软木塞上。
- 将三枚大头针等间距穿过气管插入软木塞以固定标本。将软木塞置入圆形的软木塞夹上并夹紧固定。
- 提起喉标本暴露左侧面。
- 在舌根部及左舌骨的后部各缝扎一手术缝线。将缝线的游离端缠绕在解剖台的支架上以起到固定作用。
- 确定各个带状肌，可看到颈襻神经分出分支，支配着每个带状肌活动（参见第2章的图2.4a,b）。

> • 手术要点：颈襻神经由第1～3颈神经前支的分支构成。它是颈丛的一部分。喉部的神经再支配手术中，常常将这些神经分支作为供体来源。

- 胸骨舌骨肌是最正中的带状肌。用剪刀切断这块肌肉以显露环甲肌（图3.1a,b）。
- 去除甲状舌骨肌和胸骨舌骨肌。确定甲状舌骨膜，能看到喉上神经血管束穿入甲状舌骨膜。该血管神经束由喉上神经喉内支（iSLN）、喉上动脉、喉上静脉组成。
- 可以看到喉上神经喉外支（eSLN）支配环甲肌（图3.2a,b）。接着向下辨认出喉返神经（RLN）。

> • 手术要点：喉上神经（SLN）分为喉内支和喉外支。喉上神经喉内支主要支配声门上区感觉。喉上神经喉外支是一个运动神经，支配环甲肌的活动。环甲肌是唯一不被喉返神经支配的喉内肌。

> • 手术要点：喉返神经在穿入喉腔之前走行于气管食管沟。喉返神经支配除环甲肌以外的喉内肌活动，并支配声门区和声门下区的感觉。

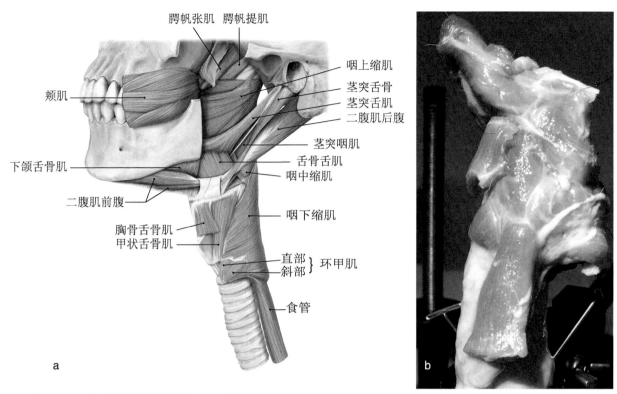

图 3.1a,b 胸骨舌骨肌和环甲肌。(a 图摘自：THIEME Atlas of Anatomy, Neck and Internal Organs, ©Thieme 2010. Illustration by Karl Wesker .)

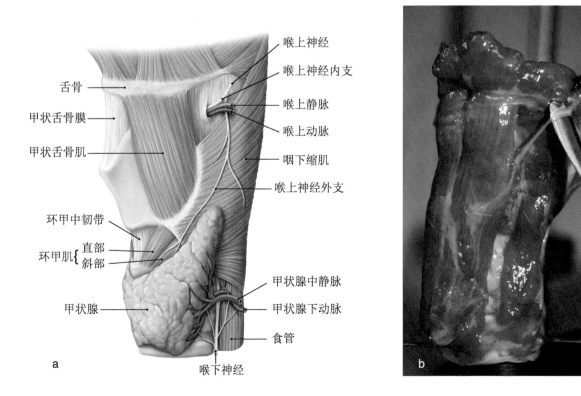

图 3.2a,b 喉的神经支配。(a 图摘自：THIEME Atlas of Anatomy, Neck and Internal Organs, ©Thieme 2010. Illustration by Markus Voll.)

· 探查喉的前表面，找到甲状舌骨膜和环甲膜（参见第 2 章图 2.3a，b）。

· 在甲状软骨上方，横行切开甲状舌骨膜，然后将舌骨从标本上切除，注意保护内面的会厌。将缝线穿过外侧的甲状软骨翼板悬吊甲状软骨板（图 3.3）。

· 以下步骤仅在半喉上操作。

· 找到附着于甲状软骨板下方的胸骨甲状肌和甲状舌骨肌（图 3.4）。

· 去除这些肌肉，暴露甲状软骨斜线（图 3.5）。

· 暴露环甲肌，去除肌肉表面的筋膜（图 3.6）。

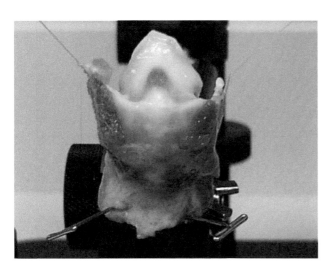

图 3.3　用缝线穿过甲状软骨翼板将喉悬吊。

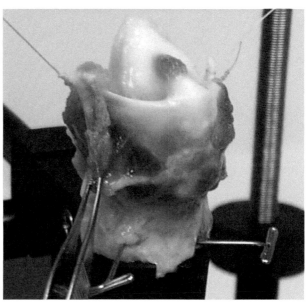

图 3.4　镊子所夹的是甲状舌骨肌上切缘。

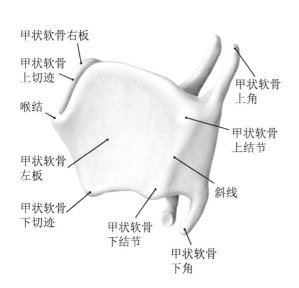

甲状软骨右板
甲状软骨上切迹
喉结
甲状软骨左板
甲状软骨下切迹
甲状软骨下结节
甲状软骨上角
甲状软骨上结节
斜线
甲状软骨下角

图 3.5　斜线横贯甲状软骨上结节和甲状软骨下结节。（摘自：THIEME Atlas of Anatomy, Neck and Internal Organs, ©Thieme 2010. Illustration by Markus Voll.）

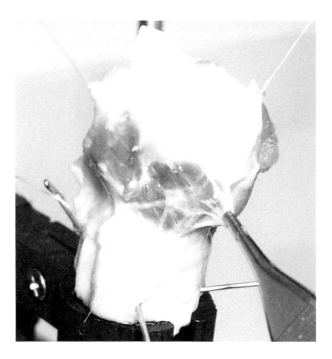

图 3.6　镊子所夹的是环甲肌筋膜。

• 手术要点：环甲肌有两腹。斜部起源于环状软骨外侧面，止于甲状软骨下极，包括甲状软骨下结节（图3.7）。

• 手术要点：垂直部分（这里标注为直部）止于甲状软骨下缘较为靠前的位置。一些肌纤维止于甲状软骨内侧面。环甲肌由喉上神经外支支配。

• 手术要点：环甲肌收缩时，增加杓状软骨与甲状软骨之间的距离，部分地使声带内收，同时使声带紧张度增加。

• 断开环甲肌外部肌纤维（图3.8）。
• 环甲肌外侧肌腹去除后，可暴露环甲膜。

• 手术要点：环甲膜前方，是它面积最大的部分。环甲膜呈三角形。随着环状软骨的高度增加，使得环甲膜越向两侧越窄。环甲膜的大小，在急诊开放气道时尤为重要。

• 去除甲状软骨和环状软骨后缘残留的咽下缩肌。
• 观察甲状软骨，甲状软骨有两翼，通过中线连接。软骨由两层板组成，中间为皮质层。
• 观察甲状软骨外部结构，包括喉结、下切迹、甲状软骨上下结节、甲状软骨上下角（图3.5）。

• 手术要点：外部解剖标志可以帮助确定前联合的位置。前联合大致位于甲状软骨切迹与甲状软骨下缘连线的中点，在甲状软骨成形术中，这是一个重要的标志。

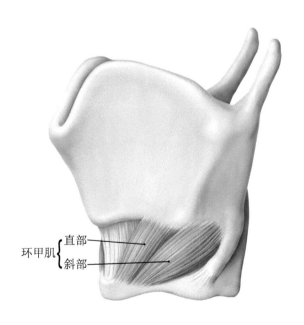

环甲肌 { 直部
        斜部

图3.7 环甲肌二腹。（a图摘自：THIEME Atlas of Anatomy, Neck and Internal Organs, ©Thieme 2010. Illustration by Markus Voll.）

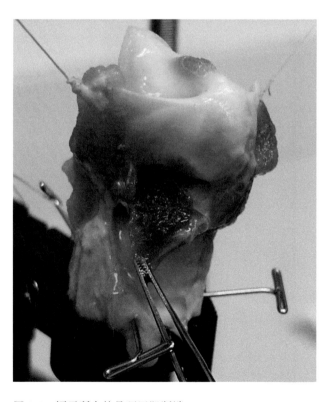

图3.8 镊子所夹的是环甲肌断端。

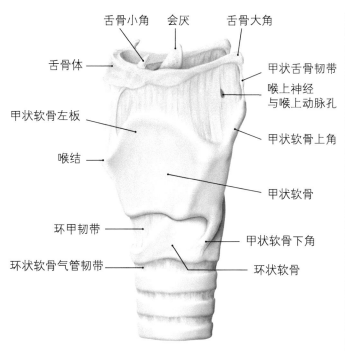

图 3.9　解剖。(摘自：THIEME Atlas of Anatomy,Neck and Internal Organs, ©Thieme 2010. Illustration by Markus Voll.)

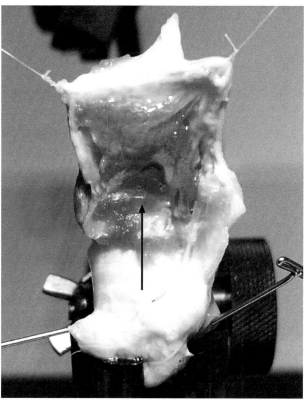

图 3.10　喉前部左面观。甲状软骨两翼已去除。箭头所指为甲杓肌，位于甲状软骨深面。

• 去除下极软组织，观察环甲关节。环甲关节的活动是甲状软骨下角相对于甲状软骨的滑动和旋转活动（图 3.7，图 3.9）。

> • 手术要点：注意环甲关节的两个韧带。环甲后韧带起于环状软骨后上方，向下侧止于甲状软骨下角。环甲侧韧带起于甲状软骨下角，止于环状软骨侧面。

• 用剪刀剪开环甲关节，剪刀一叶在关节内侧，另一叶在关节外侧，指向下中方向。

• 一旦这个滑膜关节被打开，注意环状软骨与甲状软骨关节面处白色发亮平面。

• 开始游离甲状软骨内侧面使其与附着组织分离。首先在靠下的位置看到附着在甲状软骨内部的环甲肌内附着点。

• 在靠上的位置暴露甲杓肌（图 3.10）。

> • 手术要点：甲杓肌起自甲状软骨翼的内面，止于杓状软骨前外侧面。甲杓肌的中部即声带肌，可使声带内收并缩短。

• 可以看到环杓侧肌起于环状软骨上外侧面，止于杓状软骨肌突的中间部分。它的功能是使声带内收并延长（图 3.11a,b）。

• 在甲状软骨前面中线处切开半个甲状软骨暴露半喉的内部。剪断喉标本与解剖台间的缝线（图 3.12）。

• 从标本上去除室带和会厌。

• 这样便可再次暴露甲杓肌，切断该肌并去除。甲杓肌终止于杓状软骨肌突。

• 暴露环杓后肌。环杓后肌起于环状软骨后面，止于杓状软骨肌突。

• 沿着环杓后肌向上可以看到一白色发亮区域，

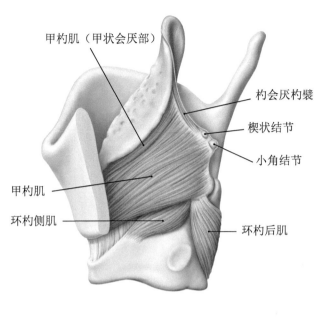

甲杓肌（甲状会厌部）

杓会厌杓襞

楔状结节

小角结节

甲杓肌

环杓侧肌

环杓后肌

a

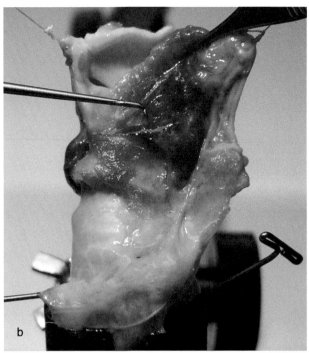

b

图 3.11a,b　金属探针所示是环杓侧肌（b）。（**a** 图摘自：　THIEME Atlas of Anatomy, Neck and Internal Organs, ©Thieme 2010. Illustration by Markus Voll.）

这是杓状软骨肌突的尖端。用镊子夹起环杓后肌肌腹，并向下牵拉，模仿声带的内收和抬高运动。

· 在环状软骨附着处分离环杓后肌。

· **手术要点：注意杓状软骨的相对不稳定性。在模仿声带麻痹时，环杓后肌是没有功能的。注意声门后方的杓状软骨突。**

· 亦可看到杓间肌。

· 杓间肌由杓横肌纤维和杓斜肌纤维组成，是唯一的不成对喉部肌肉。杓间肌收缩时，声带内收，声门关闭。

· 施行杓状软骨内收。这个收缩机制在第 15 章单独描述，但是解剖半喉有助于理解手术步骤及喉部解剖。

· 可以通过环杓后肌纤维附着处定位杓状软骨肌突。

· 用一根尼龙线穿过杓状软骨肌突（图 3.13）。

· 活动缝线，观察杓状软骨的运动。

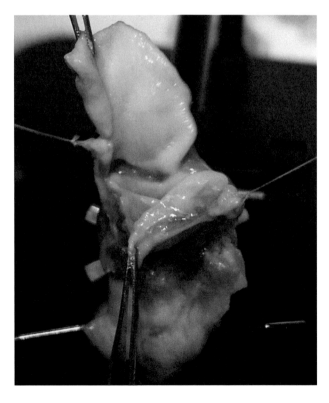

图 3.12　用镊子夹住室带的切缘。

• 将上述缝线穿过环状软骨前端，并打结，模拟
杓状软骨内收运动（图 3.14）。

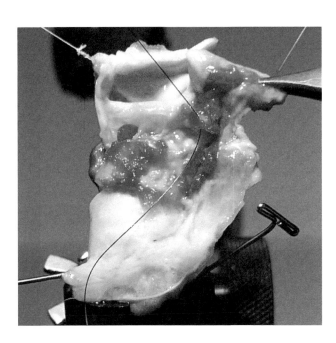

图 3.13　尼龙缝线穿过杓状软骨肌突。

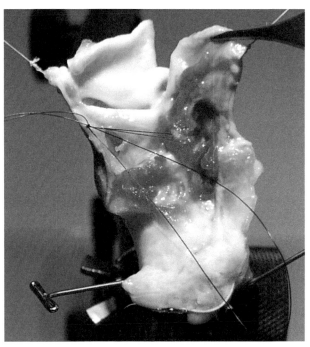

图 3.14　缝线向前穿过喉腔，线结拉紧时，杓状软骨肌突
被拉向前方，声带突内转，向中央会合，使声带内收。

第 3 篇

喉内镜手术

第 4 章

微瓣和微小显微瓣

Robert Thayer Sataloff

由固有层病变导致的声带边缘不规则引起的发声困难，非常适于直达显微喉镜下运用微瓣和微小显微瓣技术进行手术切除或病变去除治疗。通过重点关注声带的对称性及对原始固有层的保护来恢复平滑的声带，从而达到最理想的治疗效果。

■ 适应证 / 禁忌证

• 声带显微手术可用于上皮下（固有层）病变，例如声带小结、息肉、囊肿、瘢痕和任克水肿，旨在修复不规则的声带轮廓使其平直光滑。这种情况下必须最大限度地保护病变周边的固有层，因为固有层是发声的振荡源并且是不可替代的。

• 禁忌证包括与其他合并症有关的手术风险以及喉部暴露不良，例如短下颌骨、严重肥胖，以及颈部活动差。

■ 临床应用

关键点

• 微瓣技术自 1982 年开始用于临床，1986 年有公开发表的文献阐明其操作方法。最初的理念是应用该技术保留上皮细胞并将其作为生物被膜和缓冲区，抵御来自对侧声带的接触性创伤，使纤维细胞增殖，使瘢痕形成减少到最低限度。

易犯错误

• 虽然与声带"剥离"和其他更早的技术相比，微瓣的效果有了提升，但是在某些情况下，手术效果并不令人满意。这可能是与基底膜破裂及细胞外基质蛋白漏出病变范围有关。对于某些患者来说，这会导致比原始损伤更大面积的僵硬以及延迟恢复。出于这个原因，微瓣技术在 1991 年被原作者放弃，取而代之的是首次发表于 1995 年的微小显微瓣。但微瓣手术对于处理选择性的癌前病变和恶性病变、选择性的乳头状瘤和其他一些相关病变仍有应用价值。喉科医师应该熟悉这种技术，但应该避免将该技术应用于振动边缘的囊肿、息肉和其他类似的病变。对于这类病变，应当使用微小显微瓣技术，手术中也应该严格限制在病变范围内。

• 为了分析术前双侧声带解剖，强烈推荐使用动态镜检查进行评估。

• 有时术中观察到的病变情况和动态镜检查结果不一致。因此术前向患者充分告知病情，签署知情同意书的过程显得尤为重要，因为术中很可能需针对上述情况调整治疗方案。

■技术层面

关键点

• 调整显微镜，使喉镜视野在显微镜下充分显示。

• 确定好喉的位置，使得双侧声带均能充分暴露，还需使前联合在喉镜下充分暴露以模拟在实际手术操作中最佳的暴露状态。

• 一把带扶手的椅子可以提供肘部支撑，肩部肌肉劳损便能得到缓解；这种支撑将会防止手部颤抖，并且提升对远端喉显微器械操作的精准度。

• 建议将喉显微器械的近端靠在喉镜近端的侧缘上以稳定器械。这样放置也能避免器械挡住显微镜中央的视野，中央视野的清晰是外科医生得以顺利操作的关键。

易犯错误

• 双手的运用对于嗓音显微外科手术是必需的，而且要付诸实施。

• 手术时间过长会导致肌肉疲劳，并且因为精准

度不够，面临术后效果不佳的风险。每隔 30 秒停止一下，对于限制疲劳效应来说，是个不错的策略。

• 尽管直观上看，手术器械用于"手术"（去除息肉或囊肿），但是事实上这些操作同样在损伤声带，而外科医生往往会忽视这一点。另一个需注意的情况是外科医生没能注意到手术器械会过度地拉微瓣从而造成微瓣的部分或完全撕脱。这种操作是有问题的，因为它会撕脱一部分固有层结构，这样会延长修复时间，且可能会诱发更多的瘢痕形成，造成手术部位二期愈合。

■手术步骤

微瓣和微小显微瓣

• 将一个喉标本固定到解剖台上准备进行内镜下手术操作。在手术过程中运用手术显微镜和硬管放大喉镜优化视野（注：尸体的喉固有层可能没有病变，因此切除病变黏膜固有层在这里只是练习。）。

• 在声带上表面做一个切口（图 4.1a）。切口通常沿声带上表面的中间，应该穿过上表皮但不能过深，黏膜下注水分离可能有助于抬升上皮并防止切口比预期过深。然而，应谨慎使用注水，因为它可能会掩盖一些小的振动缘病变。

• 翻起黏膜瓣是为了充分暴露病灶并保留上皮（图 4.1b）。翻起黏膜瓣应在上皮层的下方固有层表面进行。可以用钝性工具进行分离，比如圆形剥离子、显微铲刀或者显微剪刀。应注意切勿损伤声韧带。

• 在黏膜下切除病灶（图 4.1c）。需谨记操作深度不可超越病灶，避免操作过深引起的成纤维细胞增殖和瘢痕增生。

• 黏膜瓣作为生物被膜进行复位（图 4.1d）。切口可用激光或者纤维蛋白胶密封，但在多数情况下没有必要这样做。对合黏膜切缘通常已经足够了。

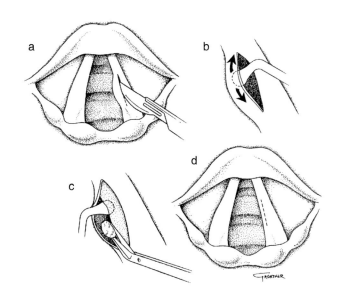

图 4.1a-d　微瓣手术步骤。在声带上表面做一个切口（a）。翻起黏膜瓣是为了充分暴露病灶（b）。切除病灶，保护黏膜，避免操作过深（c）。黏膜瓣作为生物被膜进行复位，可防止切缘黏膜接触对侧声带黏膜（d）。（摘自：Sataloff RT. Professional Voice: The Science and Art of Clinical Care, Vol. III. 3rd ed. San Diego, CA: Plural Publishing, Inc. ;2005. 经许可后转载）

微小显微瓣

· 在病灶基底部的表面，在正常组织和异常组织的交界处行一切口（图 4.2a）。在有囊肿的情况下，必须特别注意避免把囊肿切破。可以使用水分离，但是作者通常不采用该方法，尤其对于小病灶。因为该方法可能造成病变范围模糊且不利于组织识别。可以在病变区域前部和后部做垂直小切口，防止意外切除（或剥离的）超过了限定范围，尤其是在不得不切除黏膜（黏膜与肿物难以分离）的时候。

· 可用钝性分离的方法将病灶从残存的固有层表面分离下来。可用显微剪刀、球形剥离子或显微铲刀等进行钝性分离（图 4.2b-d）。无论在何种情况下，均可用手术器械在病灶底部适当施压，轻轻地向内侧推压但需避免造成固有层创伤。这种技术可在直视的情况下，将残留的固有层轻轻地从病灶下分离出来。如需使用显微剪刀，则在尖端插入的时候，剪刀口应当关闭。插入后剪刀应向内侧转向病灶，然后打开剪刀口完成切除。

· 切除范围应基于在病灶内部直视下观测到的结果。如有可能，应从病灶背面小心地加以分离，保护黏膜下层。实际上，病灶犹如黏膜扩张器，病灶部位黏膜下层通常得以完整保留，这些黏膜（微小显微瓣）可作为生物被膜完全覆盖创面。在一些情况下，病灶可完全在黏膜下切除，所有黏膜上皮均可保留。在许多情况下，这些保留下的黏膜可以碾平并在声带游离缘形成光滑的表面。在一些病变长期存在病例中，在病灶切除后复位黏膜时发现这些黏膜依然保持病灶存在时的形态。根据作者的经验，保留这类患者的黏膜并没有产生令人满意的效果。黏膜鼓胀的地方往往会充满液体或者纤维。因此，即使没有循证医学证据的情况下，笔者仍然建议切除这些扭曲的黏膜。当病变的组织和黏膜难以分离时，则可切除这些部位的部分黏膜。由于组织扩张作用，对合黏膜切缘在许多情况下仍然是可能的。在难以对合时，小的上皮细胞缺口通常能够较好地愈合。

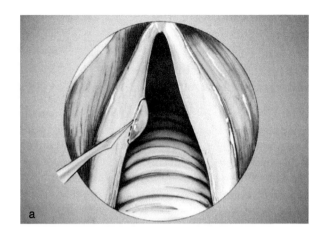

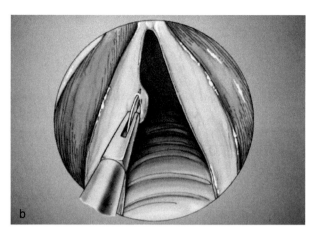

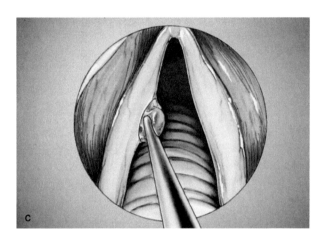

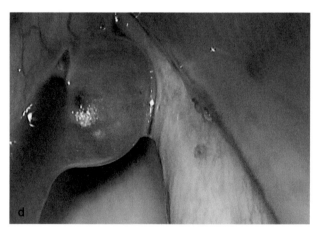

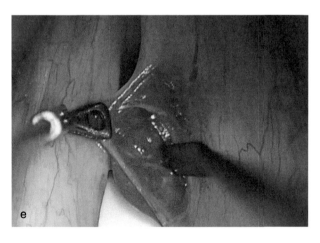

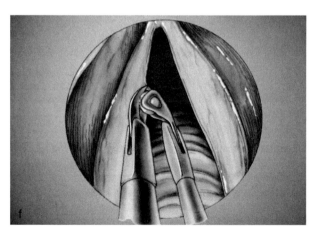

图 4.2a–h　微小显微瓣步骤。(a) 在病灶基底部的表面，在正常组织和异常组织的交界处行一切口。切口通常长于病灶 1~2mm，以使小微瓣结构稳定 / 牵拉时不至于撕裂。(b) 钝性分离肿物及声带固有层浅层，用显微剪刀小心地将固有层从肿物的下表面分离开 (c,d) 钝球剥离子或显微铲刀。(e) 术中照片显示，显微铲刀正在分离息肉的下缘和固有层浅层的平面。在前部和后部做很小的切口（没有在图中显示）。(f) 用心形钳抓住病灶后以显微剪刀切除之，保留被肿物扩张的黏膜下层，使其可以覆盖缺损（可在肿物下方逆行解剖的帮助下进行）。此保留黏膜即微小显微瓣。（a–c 和 f 图摘自：Sataloff RT. Professional Voice: The Science and Art of Clinical Care, Vol. III. 3rd ed. San Diego, CA: Plural Publishing, Inc. ; 2005. 经许可后转载）

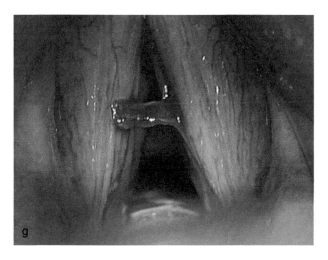
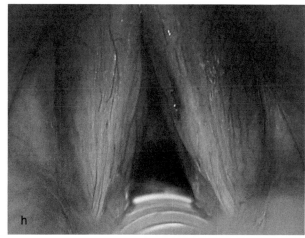

图 4.2a–h（续）　(g) 术中照片显示，息肉已经剥离出来，并已准备好进行切除。(h) 切除病灶后，用微小显微瓣覆盖创面，作为一种生物被膜。

• 在内镜下辨认出病灶后，如此前未对声带行垂直切口，此时可在病灶前部和后部用剪刀做一个垂直切小口，这样便可限制损伤范围（图中没有显示）。垂直切口极浅，其作用是在牵拉病灶时，避免撕裂病灶前后的正常黏膜造成病变范围的扩大。如果该垂直切口太深，不仅会导致过度切除黏膜，还会使微小显微瓣结构不稳定，损害其几乎可自发返回覆盖术后缺损最佳位置的能力。

• 病变部位需用显微钳轻轻抓住并固定。但并非将其牵至内侧（可能会导致过度切除）。然后用显微手术剪切除病变（直剪刀或弯剪刀，根据病灶处结构选择）。当从内部观察病变部位的时候应避免切除未受累的黏膜（图 4.2f，g）。手术切除后，需从内部探查黏膜上下缘。如果黏膜同深部组织瘢痕粘连（下方常见），可用弯剪或者剥离子进行瘢痕松解。应注意避免刺穿黏膜，并避免把切割区域延长到了黏膜黏附于深层的区域以外。这种松解粘连的操作对于恢复黏膜波是极其有帮助的。同时，该操作也有利于黏膜切缘的对合。

• 以复位下方的微小显微瓣覆盖术后缺损（图 4.2h）。一般情况下，简单复位黏膜即可，如有需要，可用组织黏合剂或者激光封闭黏膜伤口。笔者认为几乎没必要这样做。

• 在微小显微瓣或微瓣手术结束后，可立刻在声带上使用局部麻醉剂来减少术后咳嗽。

参考文献

Sataloff RT. The professional voice. In: Cummings CW, Frederickson JM, Harker LA, et al, eds. Otolaryngology—Head & Neck Surger y. St Louis, MO: CV Mosby; 1986: 2029–2056

Sataloff RT. Voice surgery. In: Sataloff RT. Professional Voice: The Science and Art of Clinical Care, Vol. III. 3rd ed. San Diego, CA: Plural Publishing, Inc.; 2005:1137–1214

Sataloff RT, Chowdhury F, Joglekar S, Hawkshaw MJ. Vocal fold cysts. In: Sataloff RT, Chowdhury F, Joglekar S, Hawkshaw MJ, eds. Atlas of Endoscopic Laryngeal Surger y. New Delhi: Jaypee Brothers Medical Publishers; 2011:59–68

Sataloff RT, Spiegel JR, Heuer RJ, et al. Laryngeal mini-microflap: a new technique and reassessment of the microflap saga. J Voice 1995;9(2):198–204

第 5 章

内镜下喉注射成形术

Lesley French Childs,Scott M.Rickert , Andrew Blitzer

内镜下声带注射喉成形术旨在治疗声门功能不全，需在手术室显微支撑喉镜下全麻下实施。精确的注射除了需要良好的视野，还需避免患者自身的影响因素，比如吞咽、咳嗽、不适等干扰。

■ 适应证 / 禁忌证

• 内镜下声带注射喉成形术的常见适应证包括由于声带瘫痪麻痹、萎缩、恶性肿瘤、创伤引起的声带功能不全所导致的发音困难。

• 该手术的禁忌证包括由于颈部活动受限、牙关紧闭、肥胖所导致的喉部暴露不良，以及对注射物过敏。

■ 临床应用

关键点

• 喉部的充分暴露是精准注射的关键。

• 填充物的注射应该被认为是三维立体的，注意观察注射完成后声带的外形。

易犯错误

• 喉填充物注射成形术操作是为了使声带后段和中段肌膜层向内靠拢。前段过度注射将导致"紧迫"的声音，直到注射物被吸收才能有所缓解。

• 没有实时的发音反馈或黏膜波评估来帮助估计合适的注射物体积。如果术中已对患者实施气管插管，则气管导管可能会改变声带的解剖学从而影响注射物体积的判断。

• 如果在拔管前气管插管的气囊没有完全放气，拔管时存在使注射物外移的风险从而影响手术效果。

■ 技术层面

关键点

- 如果术中用到了放大镜，则可将放大喉镜及注射针头放置在喉镜的两侧，使其尽可能相互远离。这样可避免造成放大镜和注射针头交错，影响其远端的活动度。
- 放大镜的应用有助于在三维空间上定位注射针头，从而提高注射精度。

易犯错误

- 应避免过浅的注射，因为这样将会造成固有层振动特性的严重损害，导致发声功能的恶化。如果发现注射过浅，需退出针头并小心吸除注射物。
- 拔针后应吸尽残留在声带上额外的注射物，防止反应性肉芽组织的产生。

■ 手术步骤

- 根据内镜程序悬吊固定好尸体喉，用显微镜（或放大镜）观察手术区域。
- 用钝头探针触诊拟注射侧的杓状软骨声带突前缘处（图 5.1）。

- 将注射针插入内镜，并将它放置在杓状软骨声带突前缘的前外侧。如有必要，可将室带移位以利于暴露（图 5.2）。
- 穿过声带将注射针插入甲杓肌。

  - **手术要点：** 此穿刺动作可能需要一定的力度，且常可感到一种"突破感"。

- 针应放置在距声带表面约 3mm 处的甲杓肌内（图 5.3）。

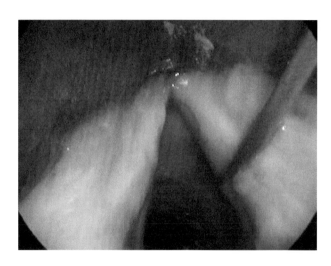

图 5.1　一个钝头探针用于触诊声带突的区域。因为声带突是杓状软骨和肌膜声带交界处的解剖标志，这一结构有助于外科医生定位注射点。

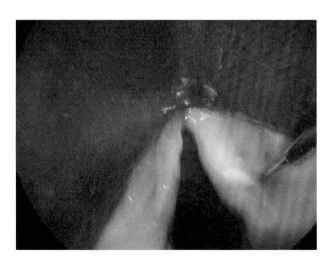

图 5.2　后注射时，注射针完全插入声带肌内，插入点位于声带突的前外侧。

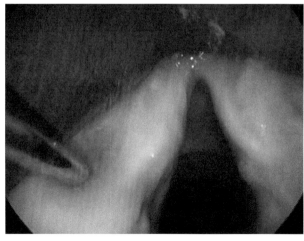

图 5.3　注射前应将注射针插入声带深部再开始。注射针开始后慢慢退出针头，使声带下部和中部向中线靠拢。

• 缓慢注入注射物。如果针被放置在适当的深度，声带应该开始缓慢地、有规律地在前 / 后和上 / 下方向增大。

> • 手术要点：注射结束后，可能会有一些注射物从针头漏出残留在穿刺部位。应将这些额外的注射物从声带表面轻轻吸走。注射开始时注射物漏出，说明注射时针放置太浅，需进针至甲杓肌内。

• 将注射针头拔出并吸除残留在声带表面的注射物后，必要时可用钝头探针轻轻地在声带振动面划动，使居中的声带的轮廓更光滑（图 5.4）。

• 可能需在声带中点进行第二次注射，使声带更好地中位化（图 5.5）。

> • 手术要点：应避免注射到声带固有层（图 5.6）。

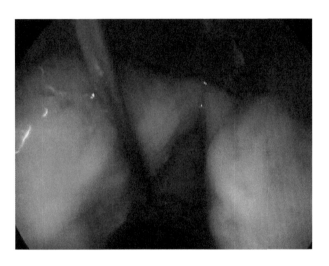

图 5.4　可用钝头探针或针头挤压声带游离缘内侧，使注射液均匀分布，"平滑"声带边缘。

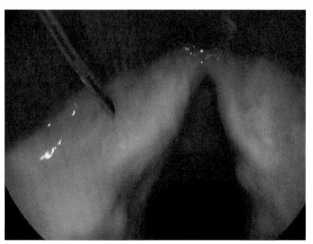

图 5.5　可以仅进行声带中部的注射。若希望获得最大的中位化效果，在中部注射后亦可再进行声带后部注射。

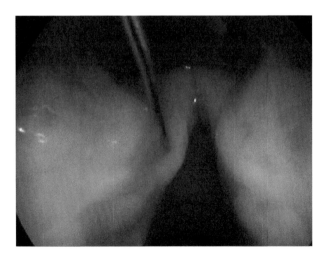

图 5.6　错误的！如图示，是务必要避免在固有层表面进针，因为这样会损害声带振动。

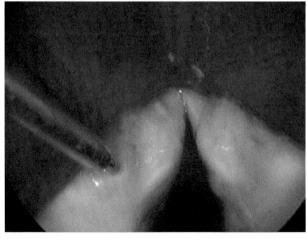

图 5.7　考虑到注射物可能会被机体部分吸收，注射时应使声带适当过度中位化。在术后前几天，患者的声音可能比之前更糟糕，但是很快就能恢复到理想的效果。

· 考虑到注射物可能会被机体部分吸收, 注射时应使声带适当过度中位化（图 5.7）。

参考文献

Cooper K, Ford CN. Injection augmentation. In: Sulica L, Blitzer A, eds. Vocal Fold Paralysis. Heidelberg: Springer; 2006:97–103

Courey MS. Injection laryngoplasty. Otolaryngol Clin North Am 2004;37(1):121–138

Ford CN, Cooper K. Management of vocal fold incompetence with vocal fold injectable fillers. In: Blitzer A, Brin MF, Ramig LO, eds. Neurologic Disorders of the Larynx. 2nd ed. New York: Thieme; 2009:117–126

Sulica L, Rosen CA, Postma GN, et al. Current practice in injection augmentation of the vocal folds: indications, treatment principles, techniques, and complications. Lar yngoscope 2010;120(2):319–325

第 6 章

声带切除术

Giorgio Perreti , Francesca Del Bon

经口内镜下激光显微手术（TLS）是用于治疗声门型喉癌的一项技术。该技术注重"整块"切除术（一片组织）的观念，结合显微镜下评估极微小切缘，在肿瘤学上得以最大限度地暴露咽喉部原始结构，以获取术后较为理想的发声和吞咽功能。

经口内镜下激光显微手术的实际操作中常常不能充分贯彻间室外科学及"整块切除"的概念。由于喉腔标本的容积有限，内镜下可能无法充分暴露喉腔的各个部位，致使内镜下的术野受到局限，无法保证安全切缘。而这一充分暴露的术野，正是此类手术成败的关键。为了克服这一问题，Steiner引入了经口切除"碎片"技术的概念。这项技术有利于处理大体积病变，能三维立体地评估肿瘤的范围和边缘，否则在标本已经占据整个喉镜视野的情况下根本不可能对肿瘤的情况作出适当的评估。需同病理科医生进行密切协作，并且用墨水标明标本边缘，方能精确评估该肿瘤边缘。

如果最终的病理组织学检查发现肿瘤深部切缘阳性，那么强烈建议进行再次切除。假如肿瘤浅部切缘阳性或性质不明确，术后应当密切随访内镜。如果得不到阴性切缘，那么患者应该采取放疗或者颈部开放手术。

■ 适应证 / 禁忌证

• 早中期声门型喉癌的患者（Tis-TI-T2 和选择性 T3），且喉腔能够在内镜下较好地暴露。在评估声门暴露条件时，需要考虑以下参数：身体特征、颈性强直、短颈、小颌畸形、巨舌畸形、牙齿异常（长牙、义齿、咬合不正）、影响颈部伸展、张口及喉腔支撑的颈、脊柱放疗史及手术治疗史。

• 肿瘤学上的禁忌证包括病变累及声门旁间隙的环杓关节固定、累及后联合以及浸润喉腔骨架结构。病变到达前联合处扩展到声门上、下的肿瘤（跨联合处肿瘤）等相对的禁忌证，应准确评估和选择患者。

■ 临床应用

关键点

CO$_2$ 激光手术

• 在选择性的声门型喉癌治疗中最令人鼓舞的进步是 CO$_2$ 激光用于声带切除。实际上，这种类型的激光对于经口激光手术来说是相当理想的，这是因为这种激光具备把激光能量转化为热能的物理性质，产生光热反应。

• CO$_2$ 激光器也能和新一代的显微操作器相结合，把激光束集中到小于 300μm 的一点，增加功率密度，使输出功率最小化。功率密度是指入射到特定组织单位面积上能量的大小；它可以表示成 w/cm^2，并且它与激光束半径的平方成反比。

• 能量流量，以 J/cm^2 为单位显示，代表了能量密度和曝光时间的乘积。CO$_2$ 激光可以在连续模式或脉冲模式下工作。在连续模式中，可以发出稳定的光子流，强度波动较小。脉冲工作模式通过使用间歇的电源能够提供短时的能量峰值。

• 一个脉冲 CO$_2$ 激光器加上一个新一代显微操纵器，对组织进行有限时间（＜ 100ms）的曝光，有助于获得一个较精确的切割效应，较少的热量扩散和热损伤。

声带切除术

• 为了标准化术语，欧洲喉科学协会对声带切除术分类系统发布共识，这包涵了 6 类内镜下声带切除术，切除范围和适应证详见表 6.1。

表 6.1　声带切除术分类和适应证　〔2000 年由欧洲喉科学协会（ELS）提出〕

类型	描述	适应证
I	**上皮下的声带切除术：** 限于固有膜的浅层	术前动态喉镜证实黏膜波正常或术中水分离能够完全分离黏膜及声韧带，包括上皮内癌前病变或原位癌
II	**韧带下声带切除术：** 局限于声带的韧带，或是声带肌非常浅表的部分	可适用于没有侵犯前联合及声带肌且疑似侵犯声韧带浸润性肿瘤
III	**经肌肉声带切除术：** 限于声肌的内侧部分	病变部位术前活检或不充分的切除，未能保证安全切缘。进一步的指征是切缘阳性的二次手术或补充手术，不管术后内镜表现是否提示病变持续存在
IV	**声带完全切除术：** 涉及整个声襞与甲状软骨内膜	声带肌肉浸润的间接表现，如术前喉镜提示声带活动差，影像学证据提示声门旁间隙侵犯以及术中触诊发现声带僵硬
Va	**扩大声带切除术（a）：** 扩大至对侧声带	肿瘤表面触及前联合但没有前联合浸润，且肿瘤未侵犯会厌根部或声门下
Vb	**扩大声带切除术（b）：** 扩大至杓状软骨	肿瘤累及向后声带突但未侵犯构状软骨，劈裂活动正常
Vc	**扩大声带切除术（c）：** 延伸到声门上的部位	喉室病变或者跨声门癌是从声带向室带侵犯
Vd	**扩大声带切除术（d）：** 延伸到声门下的部位	可有选择地应用于声门下侵犯＞ 1cm 的病例
VI	**前联合合并双侧声带前部切除术**	原发于前联合的肿瘤，侵犯或尚未侵犯双侧或单侧声带，但没有侵及甲状软骨

• 通过调整声带切除术来定制喉部手术是基于"切除活组织检查"的理念的，首先由 Blakeslee（1984 年）提出作为整个病灶，与周围健康组织一并"整块切除"。如此，肿瘤整个标本的病理诊断和治疗性的新生物手术切除在一个手术中同时完成，且安全切缘得以保证。同样的目标也可由"零碎"方法实现，该方法由 Steiner 为处理较大的病灶而率先引入，下文将作出进一步说明。

易犯错误

• 术后出血（0.5% ~1% 的发生率）是一种潜在的并发症，特别是当声带切除术范围扩展到声门上（室带或构状）及声门下（环甲膜）。声门水肿引发的呼吸窘迫较为罕见，因为 CO_2 激光仅引起局限性热损伤。

• 远端气道（支气管）异物（牙齿、脱脂棉），可由不当的麻醉及（或）手术操作引入。在插管或暴露喉腔时，牙齿损伤或撕脱裂都是可能发生的并发症。

• 术后声休不足，尤其在软骨内膜暴露的病例中，可形成肉芽组织，尽管在多数情况下可以自愈。

• 一次手术中同时行包括前联合切除的双侧声带切除，会形成前粘连，造成声音预后差。分期手术可以避免这种情况的发生。一期手术切除单侧声带，待其（8~10 周）完全愈合后二期行对侧声带切除术。

■ 技术层面

关键点

• 充分暴露喉腔是非常关键的，尤其需充分暴露前联合。

• 需强制执行激光安全措施。

• CO_2 激光的超脉冲重复模式可以较为简便地进行精密切削，因为在连续波模式下要求手术者具备较好地控制激光斑的经验。

• 由于尸体样本没有可用于切除的肿瘤，实验室解剖可灵活地进行多种声带切除手术。学习者可以从表 6.1 中选择。可以首先进行 I 型手术的练习，然后练习 II 型手术，随后根据学习者的意愿可进行其他类型手术的实践。当然，可以采用渐进式的方法切除双侧声带，这种方法可使尸体标本得到最大化利用。

• 在实验中，可以穿过环甲膜将壁式吸引器接到小吸管上来吸走 CO_2 激光产生的烟雾。如果使用这种方法，需注意不要将激光打到吸引管上，避免引燃吸管。在设备条件允许的情况下，也可将吸引器接到喉镜的嵌入式吸引接口上。

易犯错误

• 较差的喉部显露会导致较差的解剖评估，这是切除肿瘤中最常见的错误。

• 应给外科医生足够的时间仔细评估肿瘤三维图像的解剖结构。这对保证头脑清晰和手术精确都有帮助。外科切除手术一旦开始，随着术野出血及解剖标志的改变，操作难度会加大。我们必须要特别注意解剖目标的重要性。

■手术步骤

• 手术要点：患者取嗅式位。患者寰枕关节仰伸，颈胸关节屈曲（图 6.1）。这样喉腔得以支撑，支撑的受力点在舌根、会厌以及下颌骨。

• 手术要点：根据不同形状和尺寸选择最合适的喉镜。外科医生应熟悉各种喉镜的适用性，获得所有患者不同角度的喉部解剖。

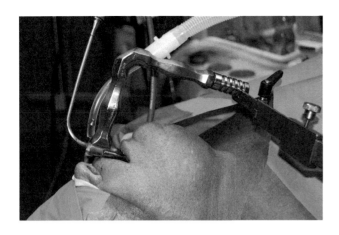

图 6.1　经口激光手术前患者取嗅式位。

- **手术要点**：在环状软骨及下半甲状软骨处下压喉腔，有助于在内镜下取更好的视野。

- 需获得喉咙详细的多视角内镜观察资料。可用 0°及带角度（30°、70°和 120°）的硬管喉镜（直径 5mm，长度 30cm）进行观察，从而能够观察到传统直达喉镜下的"盲区"（前后联合，喉室的底部和顶部，声门下）（图 6.2）。这些联系必须在实验室进行，因为实验样本的解剖结构未受肿瘤影响。学习者更能够了解喉镜下正常的视野状态。

- **手术要点**：通过带角度的放大喉镜及特殊探针或显微器械的结合使用，可对声带游离缘进行旋转触诊，也可拨开室带观察喉室及杓状软骨。这样可以对整个喉腔的情况有一个全面的了解。

- **手术要点**：把牙齿保护器（硅橡胶或橡胶）放置在上门齿的边缘，防止牙齿损伤；如果患者上门齿缺如，则需用湿纱布保护牙槽黏膜。

- **手术要点**：任何使用激光设备的手术过程中，必须使用带有双层气囊的阻燃麻醉插管，术中用湿海绵进行防护。用塑料眼罩或湿海绵使患者眼睛闭合，以免受伤。喉镜中的激光吸烟雾器械、防反射手术器械，以及患者和手术室人员的眼保护措施是强制性要求的。麻醉医生输的氧气含量应减少至 30%以下，以降低气道爆燃的风险。

外科技术："整块"切除术

- 演示局部或整体的切除术室带（喉室切除术）以利声带更好的暴露。这种方法也可充分显露经由喉室底向侧面浸润的肿瘤（图 6.3）。

- 充分暴露病灶后，在开始声带切除术前，在距肿瘤 2～3mm 的健康组织表面用激光标记切除范围（图 6.4 和图 6.5）。必须完整切除喉室底以确保切除手术尽可能彻底。

- 为帮助分离，用吸引器或抓钳向内侧牵拉所需切除的组织。从侧面向中间、从后面向前面进行分离，以精确辨认出声带的不同层次。相反，切除下限可以在由内向外旋转标本时加以控制。

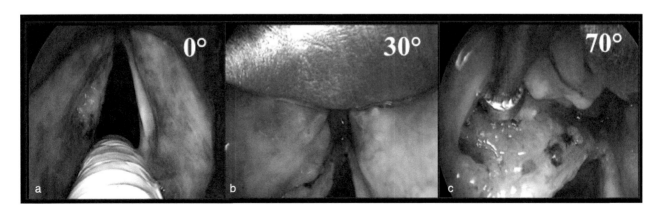

图 6.2　从三个不同角度的放大喉镜 [（a）0°，（b）30°，（c）70°]，用于检查左声带瘤。（c）中，用吸引器将室带外移，从而充分暴露向外侧侵犯至喉室内的肿瘤。

• 在上皮下的声带切除术时（Ⅰ型手术），可用
Zeitrel设计的弯嘴针头（图6.6）在任克间隙内（固
有层浅层）注射生理盐水，通过这种方式可以间接
地反映出肿瘤侵犯固有层与否。同时这种方法还有
助于固有层浅层的辨认和分离。此外注射的盐水可
以有效地隔绝激光产生的热效应，减少声韧带的热
损伤。

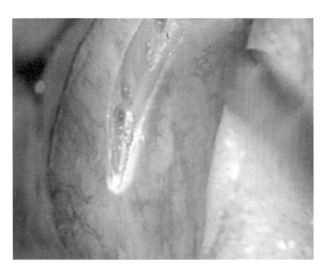

图6.3 此图像显示了沿着左室带表面的一个激光切口。接
着切口向下，切除部分室带，以便完全暴露喉室及声带的上
表面。充分暴露上述结构有助于外科医生全面评估根除肿瘤
所需的切除范围，同时有助于临床上在监视器下进行内镜下
手术操作。

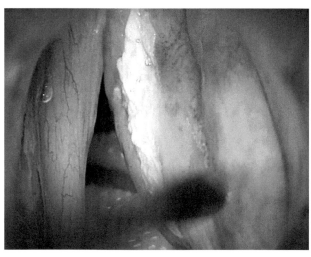

图6.4 用钝性探针向内拨开声带游离缘，显露拟定的外侧
切缘。

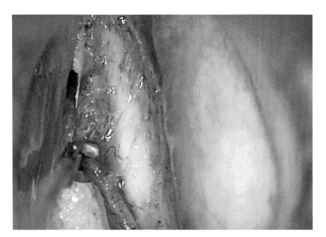

图6.5 如图所示已使用激光进行手术操作。切开声带表面
后逐层深入直至固有层。上皮下声带切除的操作包括将固有
层表层从声韧带上完全切除。抓钳侧面的白色结构即为声韧
带。

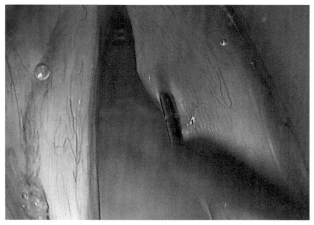

图6.6 用注射针头将1%利多卡因和1:100 000肾上腺素注
射到未受肿瘤侵犯的右侧声带固有层。在癌症患者，这种方
法可以间接反映出肿瘤的浸润深度，亦可收缩血管减少出血
量，并通过隔绝激光的热效应减少热损伤。

• 手术要点：固有层的表面层血供较差的，这使得它可以用冷的仪器进行皮下声带切除术（Ⅰ型）。

• 在韧带下声带切除术（Ⅱ型）中，在声韧带进入杓状软骨的声带突处可以较为简便地分辨声带韧带和声带肌之间的解剖平面（图 6.7）。分开韧带后，可以从后向前在声带肌表面切除声韧带。牵拉声韧带使其保持一定张力有助于操作。

• 经肌肉声带切除术（Ⅲ型）包括甲杓肌的内侧部分（图 6.8）。声带肌表面的解剖平面富含直径大于 0.5mm 的血管，需要电凝。

• 声带完全切除术（Ⅳ型）需要切除整个声带；切除范围自声带突至前联合，外侧至甲状软骨内膜（图 6.9）。

• 手术要点：在这一病例以及其他切除范围更大的手术中，术前活检明确诊断是必须的，且应在术前告知患者手术可能使其发声功能恶化。此外还需向患者解释替代的治疗方案，诸如放疗或颈部开放性喉切除术等。

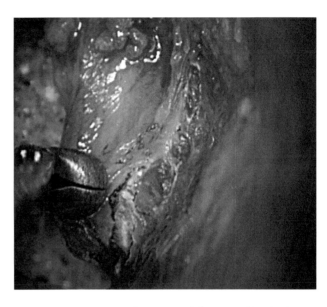

图 6.7　右声带处可见激光深入到声韧带。甲杓肌的浅层肌纤维已显露。可以通过声韧带在声带突的插入处较为简便地分辨声带韧带和声带肌肉之间的解剖平面。

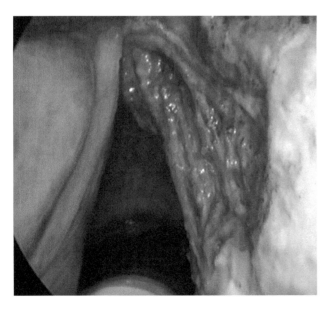

图 6.8　经肌肉声带切除术的最终结果。保留了甲杓肌深部。

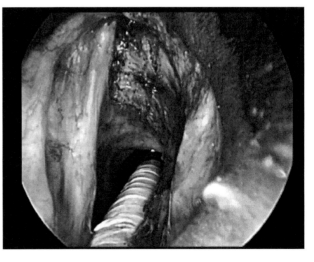

图 6.9　包括从声带突至前联合的整个右声带切除的声带完全切除术。外侧以甲状软骨内膜为界限。

• 在扩大声带切除术中（Ⅴ型），切除深度应到达甲状软骨内膜平面。在声带前份，声带肌同软骨膜紧密连接，而声带后 1/3，疏松的声门旁间隙组织占据了肌肉与软骨之间的空隙。因此，软骨内膜平面前 1/3 的声带处更易暴露。

• 手术要点：在处理病变累及前联合并侵犯声门上和（或）声门下的肿瘤时，需行Ⅵ型声带切除术。在开始手术前，每次都必须先检查会厌根部区域来排除肿瘤通过黏膜下层向会厌前间隙的侵犯或者对甲状软骨的较早的浸润。

参考文献

Andrea M, Dias O. Newer techniques of laryngeal assessment. In: Cummings CW, Fredrickson JM, Harker LA, Krause CJ, Schuller DE, eds. Otolaryngology—Head and Neck Surgery. 3rd ed. St. Louis: Mosby; 1998:1967–1978

Beitler JJ, Mahadevia PS, Silver CE, et al. New barriers to ventricular invasion in paraglottic laryngeal cancer. Cancer 1994;73(10):2648–2652

Buckley JG, MacLennan K. Cancer spread in the larynx: a pathologic basis for conservation surgery. Head Neck 2000;22(3):265–274

Ferlito A, Carbone A, Rinaldo A, et al. "Early" cancer of the larynx: the concept as defined by clinicians, pathologists, and biologists. Ann Otol Rhinol Laryngol 1996;105(3):245–250

Grundfast KM, Vaughn CW, Strong MS, de Vos P. Suspension microlaryngoscopy in the Boyce position with a new suspension gallows. Ann Otol Rhinol Laryngol 1978;87(4 Pt 1):560–566

Jackson C. Position of the patient for peroral endoscopy. In: Jackson C, ed. Peroral Endoscopy and Laryngeal Surgery. St. Louis, MO: The Laryngoscope Co; 1915:77–78

Kirchner JA, Carter D. Intralaryngeal barriers to the spread of cancer. Acta Otolaryngol 1987;103(5-6):503–513

Micheau C, Luboinski B, Sancho H, Cachin Y. Modes of invasion of cancer of the larynx. A statistical, histological, and radioclinical analysis of 120 cases. Cancer 1976; 38(1):346–360

Peretti G, Piazza C, Balzanelli C, Cantarella G, Nicolai P. Vocal outcome after endoscopic cordectomies for Tis and T1 glottic carcinomas. Ann Otol Rhinol Laryngol 2003; 112(2):174–179

Peretti G, Piazza C, Berlucchi M, Cappiello J, Giudice M, Nicolai P. Pre- and intraoperative assessment of mid-cord erythroleukoplakias: a prospective study on 52 patients. Eur Arch Otorhinolaryngol 2003;260(10):525–528

Peretti G, Piazza C, Cocco D, et al. Transoral CO(2) laser treatment for T(is)-T(3) glottic cancer: the University of Brescia experience on 595 patients. Head Neck 2010;32(8):977–983

Remacle M, Eckel HE, Antonelli A, et al. Endoscopic cordectomy. A proposal for a classification by the Working Committee, European Laryngological Societ y. Eur Arch Otorhinolaryngol 2000;257(4):227–231

Remacle M, Van Haverbeke C, Eckel H, et al. Proposal for revision of the European Laryngological Society classification of endoscopic cordectomies. Eur Arch Otorhinolaryngol 2007;264(5):499–504

Silver CE, Beitler JJ, Shaha AR, Rinaldo A, Ferlito A. Current trends in initial management of laryngeal cancer: the declining use of open surgery. Eur Arch Otorhinolaryngol 2009;266(9):1333–1352

Zeitels SM. Premalignant epithelium and microinvasive cancer of the vocal fold: the evolution of phonomicrosurgical management. Laryngoscope 1995;105(3 Pt 2, Suppl 3):1–51

Zeitels SM, Burns JA, Dailey SH. Suspension laryngoscopy revisited. Ann Otol Rhinol Laryngol 2004;113(1): 16–22

Zeitels SM, Vaughan CW. A submucosal true vocal fold infusion needle. Otolaryngol Head Neck Surg 1991; 105(3):478–479

Zeitels SM, Vaughan CW. "External counterpressure" and "internal distention" for optimal laryngoscopic exposure of the anterior glottal commissure. Ann Otol Rhinol Laryngol 1994;103(9):669–675

第 7 章

声带切开术

Harry V. Wright , C. Gaelyn Garrett

内镜下激光声带切开术是一种安全、可靠且相对简单地治疗双侧声带麻痹（BVFP）导致的声门狭窄的手术方法。

■ 适应证 / 禁忌证

- 双侧声带麻痹所致的呼吸窘迫。无论患者是否已行气管切开术均可接受该手术治疗。
- 双侧声带机械性固定的患者该手术的成功率较低，因为杓状软骨的绝对运动缺乏会导致呼吸始终处于狭窄状态。
- 术前需必须行喉镜检查。

■ 临床应用

关键点

- 术中应触诊环杓关节，因为杓状软骨固定可被误诊为双侧声带麻痹。

- 在治疗双侧声带麻痹所致的呼吸困难中，单侧声带切开术非常有效，但对于后声门狭窄患者则有效率下降（杓状软骨机械性固定）。
- 如果术后仍存在呼吸不畅感，也可再行对侧声带切除手术。
- 须注意激光手术的安全措施。

易犯错误

- 并发症包括肉芽肿、瘢痕形成、软骨膜炎、声带水肿，遇到此类情况可能需要修改手术方案或行气管切开。
- 如果声带切开术的横向范围未达到环状软骨，或手术缺损处后续长齐时，需行改良的声带切除术。
- 术前应向患者强调术后会导致永久性的声音改变。

■ 技术层面

关键点

- 内镜下须充分暴露术野。

•CO_2 激光建议使用一个微光点（约 300μm），实验室用的光纤激光器（Omniguide，　KTP 连续波 400μm 光纤）可以考虑用在患者身上。

• 注意激光的安全措施。

• 去除手术区域液体或烧焦状物对于激光的应用至关重要。否则激光将难以切除 / 消融目标组织。

• 先在黏膜上将目标组织用激光做个大体框架，然后进行进一步的消融。

易犯错误

• 初学者易犯错误有声带切除不充分及向环状软骨的横向延伸不足。

• 每隔一段时间检查组织切除量有助于帮助外科医生评估组织切除是否充分。

• 避免过度暴露环状软骨，以免诱发肉芽肿形成。

• 如果正在使用 CO_2 激光，记住，操作的一个小动作可能引起激光光斑的显著改变；超脉冲重复模式可能比连续模式更适用于初学者。

■ 手术步骤

• 将喉固定在支架上以便进行解剖操作。

> • 手术要点：使用 7 号吸引管或声带撑开器或钝探针触诊环杓关节确定其活动性。该操作可以让外科医生确定杓状软骨是否存在机械固定。没经过福尔马林浸泡的尸体喉不存在杓状软骨固定的情况，可以以此进行触诊练习。

> • 手术要点：使用放大喉镜来对气道狭窄的可能位置如声门下区和气管进行评估。发现狭窄平面后，则需立即决定是否继续声带切开手术。

• 使用 CO_2 激光在一侧杓状软骨声带突前做楔形切口（图 7.1），旨在从杓状软骨上尽可能多地分离甲杓肌，同时减少软骨的暴露。

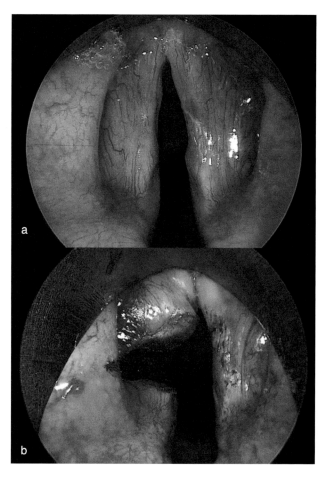

图 7.1　(a) 双侧麻痹的声带在内镜下充分暴露以便进行手术。(b) 楔形切除术后的左侧声带特写。注意：切除范围包括声带肌的全层直至环状软骨。

• 去除声带突的最前部有利于扩大所选病例的缺损。

• 声带切除术的横向延伸需与环状软骨处于同一水平。

> • 手术要点：在环状软骨膜中间位置常遇到血管，此时需用激光或电凝止血。一定要注意避免软骨的过度暴露防止肉芽的形成。

• 用 70° 的放大喉镜进行内镜检查，以确定声带切开术与声门下侧壁齐平。

> • 手术要点：丝裂霉素 C 的局部应用可预防瘢痕形成，尤其是再次手术的患者。

参考文献

Bosley B, Rosen CA, Simpson CB, McMullin BT, Gartner-Schmidt JL. Medial arytenoidectomy versus transverse cordotomy as a treatment for bilateral vocal fold paralysis. Ann Otol Rhinol Laryngol 2005;114(12):922–926

Laccourreye O, Paz Escovar MI, Gerhardt J, Hans S, Biacabe B, Brasnu D. CO_2 laser endoscopic posterior partial transverse cordotomy for bilateral paralysis of the vocal fold. Laryngoscope 1999;109(3):415–418

第 8 章

声带外展术

Albert L. Merati

将麻痹的声带向外侧缝合至颈部皮肤及甲状软骨用于治疗双侧声带麻痹所致的声门阻塞。该手术操作过程中会用到喉显微外科技术。无论患者是否已行预防性气管切开术，均可进行该操作。

■ 适应证 / 禁忌证

• 声带外展术主要用于治疗声门区狭窄所致的气道阻塞。当声门开放具有自然恢复的可能性（可逆的外移）或几乎没有任何恢复的可能性（不可逆）时，可以进行该手术。此外，该手术也可作为声门前区或后区狭窄手术的辅助手术，在手术创面上皮化的过程中保持声门开放。来自布达佩斯的 György Lichtenberger 博士是这种方法的主要倡导者，曾在文献中进行了数百例的报道（图 8.1）。

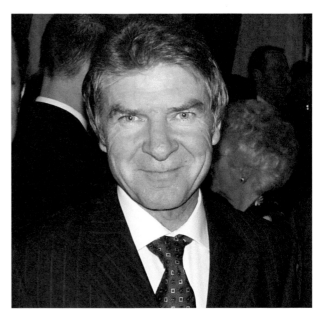

图 8.1 György Lichtenberger 博士。

■临床应用

关键点

•插管后声门狭窄或甲状腺切除后神经损伤所致双侧声带麻痹引起的喉功能丧失的情况下，所有改善气道通气的治疗方案都要权衡一下气道与发声／吞咽功能之间的得失。

•应熟悉外移缝合的设备，并且需要在实际病例中进行实践操作。

•对于可逆性外展的患者需要进行临床评估，明确双侧声带是否近期出现麻痹，声带自主运动较少的病例可以进行该手术。如果情况不明确，则可在麻醉情况下进行环杓关节触诊，最好在关节固定侧进行手术，因为对侧的声带活动仍有自愈可能。

易犯错误

•注意声门狭窄患者的亚临床吞咽功能障碍；对于大多数患者而言，在进行声门狭窄手术之前进行吞咽功能的评估（如改良钡餐）非常重要。对于大多数患者而言在吞咽功能较差时拔管是无法耐受的。

•需在内镜下仔细区分气道的四部分区域（声门上，声门，声门下及气管），否则即使术后声门区域得以扩大，气道的其他部分仍有可能存在阻塞。

•对于杓状软骨机械固定的患者行该种手术的成功率较小，因为大部分气流通过声门后区域，在该处固定时进行声带外展手术对于改善气道阻塞的意义不大。

•内镜下喉暴露不充分可能会导致该手术无法完成，此时可考虑进行开放性手术（如杓状软骨外展术）。

■技术层面

关键点

•同样需要熟悉设备的应用。

•聚丙烯缝线较脆，因此需小心处理，以免缝线意外拉断。

易犯错误

•必须避免的主要技术失误是将针直接穿过声带。如果发生这种情况，只需拔除针头，然后重试。0°甚至 70°的放大喉镜对于评估针的垂直位置十分有用。

•有时很难将针头穿到声带下方而不碰到甲状软骨。仔细操作可以从喉外将针穿入声带下方，而不必刺穿甲状软骨下缘。

■手术步骤

可逆手术操作过程

•将喉固定于支架用于解剖。

•将 2-0 聚丙烯缝合线的一端穿过针眼，另一端在喉内用由内向外进针器夹住（持针器，Wolf Knitthngen, 德国）（图 8.2a-c）。用持针器从术侧声带突后下方进针（图 8.3）。使针在大致垂直于同侧甲状软骨的方向对准同侧颈部皮肤。

•释放缝针，使缝线穿过环甲膜，并用持针器抓住针穿出皮肤（图 8.4），拉出部分缝线，并在喉内留部分缝线，借助喉镜将线的另一端拉出。

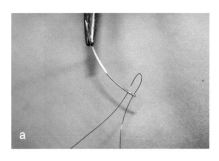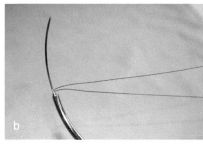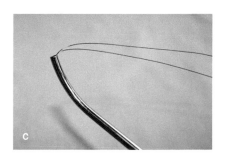

图 8.2a–c   (a) 将聚丙烯缝线穿过无损伤缝针的一个针眼，并从另一个针眼穿出。(b) 将针的近端装入持针器的金属导管内。进针器内部有容纳针头的槽。(c) 将针完全装入金属套管内。

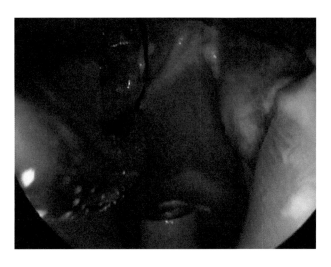

图 8.3   通过喉镜将该装置输送到声带部位，并通过环甲膜穿出喉外。

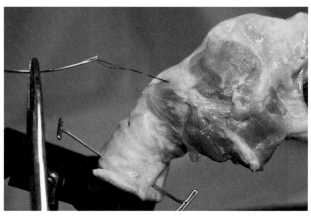

图 8.4   穿出喉后，夹住针，将缝线的一端拉出喉，拉出缝针以备下一步使用。

• 将 2-0 聚丙烯缝线的另一端穿过针眼用同样的方法固定在进针器上，在声带后份的上方，喉室后端的底部用进针器进针，进针点和上一进针点保持在同一垂直平面（图 8.5 ）。

• 此时往往需要用一些力将针穿过甲状软骨及颈部软组织并拉出缝线。抓住针的一端，并仔细拉紧另一端，使声带偏向一侧（图 8.6a, b）。

> • **手术要点**：外科医生在直接喉镜或电子喉镜下监测声带的偏向是至关重要的。

> • **手术要点**：在许多情况下，特别是男性喉，声带周围的第二进针点应更靠前一些，以达到更好的外移效果并能减少牵张力。

• 如果没有进针器，该操作可用 18g 的静脉导管代替。此处用到的 IV 型导管在本书的第 19 章会详细阐述。

• 第一个 IV 型静脉导管经环甲膜从颈部穿入声带下方。

• IV 型静脉导管进入喉内后，抽出针头，将导管留在原处。

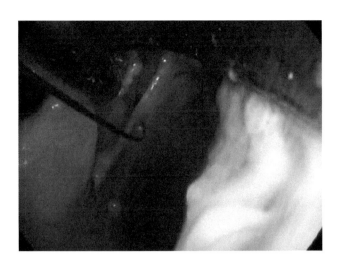

图 8.5　在内镜引导下，用重新装好缝针的持针器在喉室底部后方声带上方进针，如图所示。

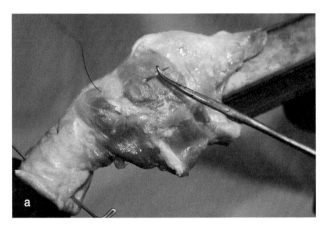
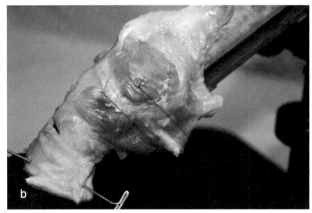

图 8.6a,b　(a) 缝针穿过甲状软骨后，立即将针拉出（如图所示）。然后将缝线从针头上取下，以备打结。如 (b) 所示从后外拉紧缝线的两端，拉紧缝线，打结使声带外展。

- 将 2-0 聚丙烯缝线由外向内穿过导管，并在内镜下将其抓出。为方便更困难的下一步操作，再次穿入这根缝线须在喉镜下全程拉紧。

- 将另一个静脉导管自颈部穿入喉室底部的后方即声带的上后方，和前一个进针点保持在同一垂直平面。这个步骤可以通过缝合线的垂直度来判断。

- 这一步骤的主要风险在于穿入声带本身。

- 该导管穿过甲状软骨板后，可将针芯抽出。然后在喉镜的引导下将 2-0 聚丙烯缝线的另一端通过

导管逆向从喉内穿出喉外。这一操作比较困难。

- 将缝线的末端拉出后，可将第二个进针处的导管拔出。按上述方法拉紧缝线，声带偏向一侧。

- 在内镜下评估外展程度，聚丙烯缝线的两端可在颈部系到外科纽扣或小软管材料上加以固定。

- **手术要点：留出足够长的缝线，理论上可以对仍在手术室的清醒患者进行重新打结固定。可根据临床实际情况重新调整，避免矫正不足或矫正过头。**

不可逆的外展手术操作

如果声带运动的可能性低，则行不可逆的外展手术：

• 导入喉镜暴露喉腔。

• 用 CO_2 激光将患侧声门旁大部分肌肉切除。该操作多在喉室底部声带弓状线的外侧进行，这可以保留内侧段的声韧带，更重要的是声带上皮未做变动，减少了术后喉狭窄的发生。

• 切除肌肉后，按上述方法穿入缝线，在声带突上下各一针。

> • 手术要点：在不可逆手术中另一个重要的不同是线结埋在颈部。拉紧缝线声带外展至满意位置后，在颈部出针点附近切一个 1~2cm 的皮肤切口，将缝线打结并埋入皮下。

参考文献

Lichtenberger G. Endo-extralaryngeal needle carrier instrument. Laryngoscope 1983;93(10):1348–1350

Lichtenberger G. Reversible lateralization of the paralyzed vocal cord without tracheostomy. Ann Otol Rhinol Laryngol 2002;111(1):21–26

Lichtenberger G. Comparison of endoscopic glottis-dilating operations. Eur Arch Otorhinolaryngol 2003;260(2):57–61

Lichtenberger G, Toohill RJ. Technique of endo-extralaryngeal suture lateralization for bilateral abductor vocal cord paralysis. Laryngoscope 1997;107(9):1281–1283

第 9 章

内镜下杓状软骨切除术

Michael S. Benninger

该手术的目的是治疗因双侧声带固定导致的声门狭窄。

■ 适应证 / 禁忌证

• 因双声带固定或麻痹导致气道通气不足而需气管切开或通过限制运动来保持通气量。该手术适用于保守外展手术失败的患者或声带固定引起喉狭窄的患者。

• 伴有明显吞咽困难是该手术禁忌证，因为这种手术可加重吞咽困难，并会导致反复发作的吸入性肺炎。喉镜下喉难以充分暴露喉腔也会影响手术的操作，导致手术失败。

■ 临床应用

关键点

• 肌电图无论是在鉴别声带麻痹及声带固定，还是评估声带麻痹恢复可能性上均有价值。如果肌电图证据表明有神经再支配的可能性，则可行过渡性的手术治疗，如部分杓状软骨切除术或单 / 双侧的声带切除术。如果这些操作均无法改善呼吸，则需行杓状软骨切除术。

• 需仔细鉴别双侧声带固定和麻痹，因为这两种情况的手术策略完全不同。

• 单侧外展手术适于治疗双侧声带麻痹，因为伤口疤痕愈合的过程会使声带进一步外移。对于双侧声带固定的患者，双侧外展手术或完整的杓状软骨切除术较为适用，因为手术扩大的气道在愈合过程中很容易被软组织填充造成新的狭窄。

• 术中若不行气管切开，则需与麻醉师仔细地管理气道情况。

• 谨记，任何操作都需要在增加气道宽度改善通气和保留声门闭合能力，保护发声吞咽功能之间找到平衡点。术前吞咽功能的评估有助于发现患者是否存在明显的吞咽困难，对于这类患者一般不宜进行该手术治疗。一般而言，杓状软骨近全切或全切均可引起显著的发声改变。

易犯错误

• 如果黏膜瓣不能覆盖杓状软骨切除术的创面，则有可能导致大面积软骨／骨外露，进而导致创面经久不愈或肉芽肿形成。

• 如果喉暴露不良，则应避免进行内镜下杓状软骨切除术。

■ 技术层面

关键点

• 这一手术无需保留声带全长（从肌突到前联合）。

• 如果使用激光，则需掌握激光使用的安全措施（护目镜，去除可能被激光点燃的材料等）。

• 黏膜瓣有助于覆盖手术创口，防止肉芽的形成及伤口的迁延不愈。

易犯错误

• 激光光斑过大会比微光点（150～250μm）消融更多的组织，进而造成更多组织的损伤，且易造成黏膜瓣萎缩。

• 及时吸走液体及烧焦的组织对于激光充分作用于靶组织必不可少。

■ 手术步骤

• 将喉固定于支架上以备内镜下手术操作。

> • 手术要点：术中，使用 Hopkins 杆以排除声门下及气管的病变。触诊双侧环杓关节排除双声带固定。

• 可以采用微点 CO_2 激光进行手术操作，也可用激光光纤进行操作（Omniguide，KTP 激光连续波和 400μm 光纤）。

• 切口从杓状软骨上表面延伸至肌突（图9.1）。使用剥离子，从肌突及声带肌的深面游离黏膜瓣。留下内侧黏膜瓣保护创面，防止肉芽形成。

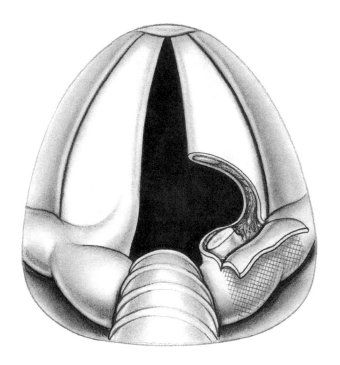

图 9.1 源于杓状软骨前面的上外侧黏膜瓣可以用来覆盖部分手术缺口。（摘自：Benninger MS, Bhattacharyya N, Fried MP. Surgical management of bilateral vocal fold paralysis. Oper Tech Otolaryngol—Head Neck Surg 1998;9:224-229. 经许可后转载）

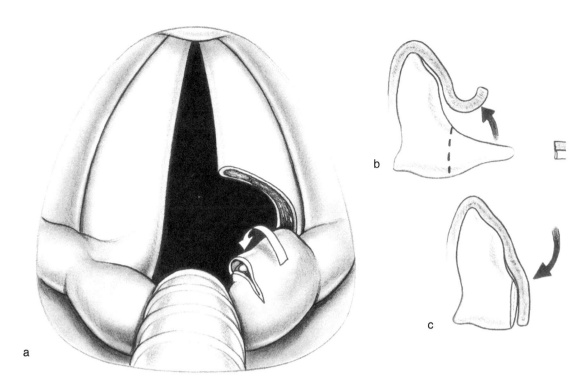

图 9.2 (a) 上图显示黏膜瓣在杓状软骨表面覆盖在手术创面上。(b) 激光应该沿虚线去除杓状软骨的前内侧。(c) 图示黏膜瓣盖在杓状软骨缺口外。（摘自：Benninger MS, Bhattacharyya N, Fried MP. Surgical management of bilateral vocal fold paralysis. Oper Tech Otolaryngol—Head Neck Surg 1998;9:224–229. 经许可后转载）

- 用激光在杓状软骨表面做一曲线黏膜切口。保留从杓状软骨表面分离的黏膜（图 9.1）。
- 用激光切除杓状软骨肌突及杓状软骨的内侧部分（图 9.2）。
- 每隔一段时间检查缺损大小，以最大限度地提高通气与发声间的平衡。

> - **手术要点：** 此时需要对声带外展程度进行评估，如果需要进一步扩大气道，则需进行完整的杓状软骨切除手术。

- 如果需要行完整的杓状软骨切除术，应该用激光从上层开始逐层去除杓状软骨直到暴露环杓关节。
- 保存完好的黏膜可以覆盖在手术创面上，降低术后肉芽形成的发生率（图 9.2）。

参考文献

Benninger MS, Bhattacharyya N, Fried MP. Surgical management of bilateral vocal fold paralysis. Oper Tech Otolaryngol— Head Neck Surg 1998;9:224–229

Benninger MS, Hseu A. Laser surgical management of bilateral vocal fold immobilit y. Oper Tech Otolaryngol—Head Neck Surg 2011;22(2):116–121

Crumley RL. Endoscopic laser medial arytenoidectomy for airway management in bilateral laryngeal paralysis. Ann Otol Rhinol Laryngol 1993;102(2):81–84

Dennis DP, Kashima H. Carbon dioxide laser posterior cordectomy for treatment of bilateral vocal cord paralysis. Ann Otol Rhinol Laryngol 1989;98(12 Pt 1):930–934

Geterud A, Ejnell H, Stenborg R, Bake B. Long-term results with a simple surgical treatment of bilateral vocal cord paraly-sis. Laryngoscope 1990;100(9):1005–1008

Ossoff RH, Duncavage JA, Shapshay SM, Krespi YP, Sisson GA Sr. Endoscopic laser arytenoidectomy revisited. Ann Otol Rhinol Laryngol 1990;99(10 Pt 1):764–771

第4篇

门诊喉手术

第 10 章

经环甲膜声带注射术

Scott M. Rickert, Lesley French Childs, Andrew Blitzer

此项操作的目的是向声带内注入填充材料或者治疗药物进行治疗。门诊注射喉成形术需要声门上区良好的暴露，以及精确的环甲膜穿刺。为了达到较好的效果，需要实时反馈，如果使用频闪喉镜还可以进行黏膜波分析。

■ 适应证 / 禁忌证

• 声带填充术一般手术指征包括声带麻痹、萎缩、瘢痕、恶性肿瘤侵犯或外伤等引起的声门闭合不全。

• 声带注射（如肉毒杆菌 A、类固醇等生物活性物质）的一般手术指征包括喉痉挛性发声障碍、喉震颤以及任克水肿。

• 此法对于不适合或者不愿意承受手术室喉注射成形术的患者来说尤为适用，比如有全麻禁忌证、喉腔暴露困难或患者愿意选择此种操作者。

• 患者不能耐受或者不愿意承受清醒状态下的操作为相对禁忌证。然而，这项操作是十分安全的，甚至在服用香豆素、阿司匹林或氯吡格雷等抗凝药物的患者身上也是安全的。

■ 临床应用

关键点

• 为了能够精确地定位穿刺点，需要对患者进行适当地麻醉以尽量减少吞咽动作、咳嗽或其他不适。

易犯错误

• 此项操作在局麻下患者清醒且意识清晰的状态下进行。为使患者无明显不适，需进行合理的麻醉。若麻醉过浅，患者可能会有不适感以及不能耐受该操作；若麻醉过深，患者可能会出现分泌物减少，咽部梗阻异物感或者过度吞咽现象。在进行任何喉注射成形术，特别是双侧注射时，均有呼吸道阻塞的风险。

■技术层面

关键点

• 该操作在有无经鼻纤维内镜引导的条件下均可以完成。在注射填充材料（如常用的肉毒素Botox）时，通常选用在纤维内镜下进行。

• 需熟悉操作细节，如刺入环甲膜时的落空感以及进针点的三维空间感。这些可以通过实验室实践得到极大的改进。

易犯错误

• 填充材料应注射到声带的固有膜层，避免注射到肌层，若注射到肌层对发声有害无利。此为公认的并发症应尽量避免。

• 针尖的过度活动会破坏声带黏膜上皮导致不必要的损伤，因此针尖一次性地进出运动远比前后来回运动要好得多。

• 注射填充材料前要清理针头使其清洁，避免不想要的材料残留于声带表面。

■手术步骤

• 将喉提起来固定以适合剖视。

• 一般情况下，经环甲膜入路注射选用 1.5 英寸，25 号针头足够。若长度不够，可选用 25 号脊椎穿刺针。

> • 手术要点：沿鼻中隔每侧鼻腔放入一个棉片，完全填入鼻腔并停留 5 分钟。

> • 手术要点：鼻腔与喉麻醉完成后，灵活地进入喉镜充分暴露声门上区。

• 暴露完成后，颈前部触诊定位环甲膜位置确定注射平面。在实验室，可从喉上方直视不需要借助纤维内镜，若在诊室操作则需要。

• 准备好注射针，将其前端弯曲 45°，针尖朝上（图 10.1）。

• 将注射针置于注射一侧稍偏离中线的位置（图 10.2）。穿过环甲膜向注射侧的声带方向刺入。

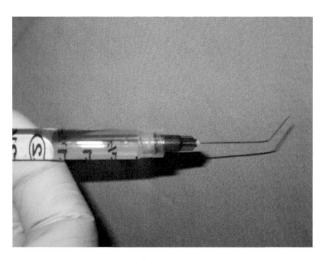

图 10.1　注射针弯曲如图所示，注射到声带表浅位置。

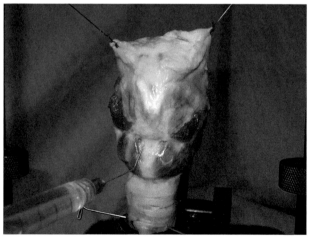

图 10.2　针头置于注射声带的同侧稍偏离中线处，针头向前穿过环甲膜进入气道，然后径直穿过声带下表面（声门下边缘）进入甲杓肌。

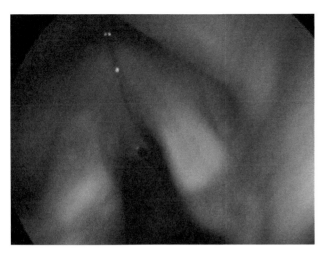

图 10.3　可以看到针尖刺入环甲膜的黏膜层并位于双侧声带中下方。

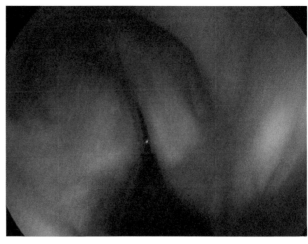

图 10.4　可以看到左侧声带矫枉过正。在这张尸喉照片中，声带矫正可能超过了文中提及的期望值的 10%。

• 手术要点：当刺入甲杓肌位置时，由于其紧邻声带表面，须将持注射针的手放低，沿着胸壁调整针头角度使之朝向期望注射点的表面。

• 进入声门下气道，暴露注射针（图 10.3）。
• 推进针头进入声带的声门下表面。

• 手术要点：根据前面操作存在的误差，期望的注射点可能位于前部、中部或后部。注射点也可以不止一个。

• 一旦达到期望的位点，缓慢注入注射液。针头到达适当的深度和位置后，应该逐渐地有规律地向前后上下移动使声带体积增大。被注射的声带形状应该会轻度变凸（图 10.4）。

• 手术要点：声带轻度变凸是故意使然，一般情况下，在注射后的前几天这 10% 的注射液会随着水分的吸收而消失。

• 手术要点：注射快结束时，一些注射液可能会残留在穿刺点外。这些注射液在患者首次清喉时很容易被清理掉。若在注射开始时漏液，说明进针太浅，需要将针放入甲杓肌更深的位置。

• 手术要点：根据选择的具体注射液，可以将注射材料放入从声带固有膜表面到声门旁深处的任何位置。警惕残留在表面的注射液，因为这很可能造成声带僵硬。

• 为了达到满意的注射效果，当注射点超过一个时，可以重新调整针头方向到其他位点并重复操作步骤。

参考文献

Bové MJ, Jabbour N, Krishna P, et al. Operating room versus office-based injection laryngoplasty: a comparative analysis of reimbursement. Laryngoscope 2007; 117(2):226–230

Cooper K, Ford CN. Injection augmentation. In: Sulica L, Blitzer A, eds. Vocal Fold Paralysis. Heidelberg: Springer; 2006:97–103

Courey MS. Injection laryngoplasty. Otolaryngol Clin North Am 2004;37(1):121–138

Ford CN, Cooper K. Management of vocal fold incompetence with vocal fold injectable fillers. In: Blitzer A, Brin MF, Ramig LO, eds. Neurologic Disorders of the Larynx. 2nd ed. New York: Thieme; 2009:117–126

Mallur PS, Rosen CA. Vocal fold injection: review of indications, techniques, and materials for augmentation. Clin Exp Otorhinolaryngol 2010;3(4):177–182

O'Leary MA, Grillone GA. Injection laryngoplasty. Otolaryngol Clin North Am 2006;39(1):43–54

Sulica L, Rosen CA, Postma GN, et al. Current practice in injection augmentation of the vocal folds: indications, treatment principles, techniques, and complications. Laryngoscope 2010;120(2):319–325

Ward PH, Hanson DG, Abemayor E. Transcutaneous Teflon injection of the paralyzed vocal cord: a new technique. Laryngoscope 1985;95(6):644–649

第 11 章

经甲状软骨板声带注射喉成形术

Paul F.Castellanos

经甲状软骨板声带注射喉成形术是一项可以将软组织填充材料注入到声带用来治疗声门闭合不全的操作技术。该操作可以在门诊经鼻纤维内镜下进行，也可以在手术室使用支撑喉镜进行。

■ 适应证 / 禁忌证

• 适用于声门闭合不全疾病包括老年性喉、双侧声带萎缩、声带麻痹、瘫痪或其他需要改善声带内收位置的情况。

• 禁用于对选择的注射药物过敏者。

■ 临床应用

关键点

• 此项操作尤其适用于声带萎缩的治疗。外科医生可以通过经甲状软骨板径路技术使患者甲杓肌功能性纤维数目增加。

• 真皮基质微粒对这项技术来说较为合适，因为该物质可以相对容易地注入到肌肉间隙。若该物质迁移至固有层表面，其副作用也是较小的。

• 通常会遇到需要双侧注射的情况，目前的挑战在于一侧注射完成后另一侧的操作。在开始时将两个针刺入双侧甲杓肌可能会有所帮助，这一方面可以边注射填充物边比较双侧效果，另一方面针头不移出，可以不断地添加填充物。

易犯错误

• 告知患者此项注射术仅在短期内有治疗效果，并不具有长期效应。

• 针尖的位置对准确地注射填充物非常重要。过度地注射到声门下缘可以引起声音嘶哑，持续到注射剂吸收后才会消失。注意：有些声门下缘与声带内缘联合改善有利于改善发声。

■技术层面

关键点

• 从准确的注射角度来讲，针尖插入声带的角度往往是造成注射失败的重要原因。在尸喉标本上实践并体验进针角度带来的三维空间感是个不错的办法，这对针尖的定位具有重要影响。

易犯错误

• 若针尖被软骨堵住，需要重新换针。

• 若注射针的角度不对，达不到目标位置，需要重新开始。

• 和其他注射剂类似，真皮基质微粒注射到固有层可能不会对嗓音产生影响，然而一般来说，还是尽量避免注射到固有层。

■手术步骤

• 将喉提起来固定以适合剖视。

• 采用 20 号、3 英寸带有导丝的脊椎穿刺针来插入甲状软骨板。一旦针尖放置到合适的位置后立即接入注射剂。

• 针放置于距离甲状软骨板中线 6 ～ 8mm 处（图 11.1）。

• 一旦穿过甲状软骨板，针尖尽可能地沿着同侧杓状软骨横向倾斜以便平行刺入声带，降低刺入上皮层的风险。

• 旋转钻针垂直穿透甲状软骨板。应当以垂直方向穿透甲状软骨板。

• 仔细操作，避免针将内侧的声带上皮刺破。

• 操纵针头并能够辨别它在声带中的位置，小心地停留在甲杓肌中。针尖继续前行直到针尖到达杓状软骨体的位置（图 11.2）。

• 从针头上取下导丝，并将盛有注射剂的注射器连接到针头。填充材料需缓慢地注射到声带肌中，边注射边缓慢地将针头从声门退出。

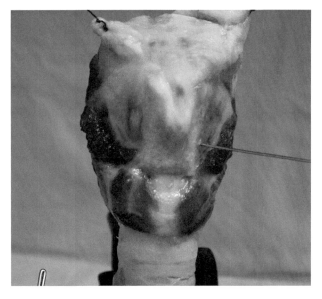

图 11.1 针头最初垂直甲状软骨板刺入。一旦穿过甲状软骨板，针头向前旋转，平行于声带平面，然后沿甲杓肌前行。

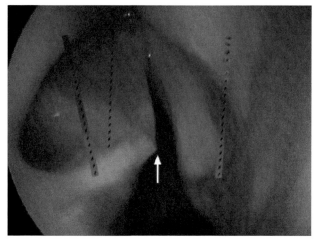

图 11.2 针头的穿刺径路应为图片中虚线所示。图片中箭头所示为针头的阴影，位置是不正确的。针头进入的方向不对，且层面太浅。

• 从上方观察声带的闭合情况。注意：在实验室，使用生理盐水作为注射物质是非常有利的，因为可以进行多次注射操作观察注射反应，又不对组织产生过多的损伤。

• 仔细检查梨状窝确保其内侧缘没有膨隆，若有膨隆，针头很可能穿过杓状软骨，注射针应往回退。

• 注射填充材料的体积约为 0.5 ～ 1ml。

• 手术要点：如果注射液泄漏到呼吸道，需注意停止注射并将用喉压板放在注射部位表面防止继续泄漏。

• 注射完成后用喉压板轻轻地将声带恢复至光滑状态。

参考文献

Lee SW, Kim JW, Koh YW, Shim SS, Son YI. Comparative analysis of efficiency of injection laryngoplasty technique for with or without neck treatment patients: a transcartilaginous approach versus the cricothyroid approach. Clin Exp Otorhinolaryngol 2010;3(1):37–41

Morgan JE, Zraick RI, Griffin AW, Bowen TL, Johnson FL. Injection versus medialization laryngoplasty for the treatment of unilateral vocal fold paralysis. Laryngoscope 2007;117(11):2068–2074

Yung KC, Likhterov I, Courey MS. Effect of temporary vocal fold injection medialization on the rate of permanent medialization laryngoplasty in unilateral vocal fold paralysis patients. Laryngoscope 2011;121(10):2191–2194 10.1002/lary.21965

第 12 章

经甲状舌骨膜注射术

Edward J. Damrose

经甲状舌骨膜注射术可以用于门诊患者清醒状态下的经皮喉注射，在可视下将注射针精确地放到声带指定区域。该技术较其他一般的注射技术有如下优点：如与直接手术注射术相比避免了全身麻醉；与经口腔喉注射术相比降低了对患者配合程度的要求；对于甲状软骨钙化不能行经甲状软骨板注射的成年患者也适用；行黏膜下操作时，与经环甲膜注射术相比可以直接看到针尖。

■ 适应证 / 禁忌证

• 声带填充术的一般手术指征包括声带瘫痪、麻痹、瘢痕以及年龄相关性改变；注射类固醇激素治疗炎性疾病如肉芽肿；注射抗病毒药物治疗呼吸系统乳头状瘤；注射肉毒素治疗痉挛性发声困难。

• 禁忌证包括患者不耐受或者不愿接受清醒状态下操作。

■ 临床应用

关键点

• 适当的局部麻醉非常关键，麻醉过量会引起窒息与呕吐，麻醉不充分，喉部反应敏感，引起操作不适感。

• 对于颈前区脂肪组织较多的患者，可以采用脊椎穿刺针。

• 正确的进针角度对操作成功非常重要。一旦注射针刺入组织，由于被周围软组织包绕，调整针尖的幅度将会减小。

易犯错误

• 可能发生心血管迷走反射，特别是在放入内镜或针头刺入的时候。

- 对于肥胖患者或者颈部接受过外科手术的患者，由于其喉外部解剖标志改变，可使经皮注射困难。可以首选小号探针来减少患者的不适感，并识别针头放置的最佳位置。

- 注射剂量超过最大剂量的 10% 会导致声带僵硬，声音不佳。

- 避免注射到黏膜表层，这将会损害复层黏膜的振动能力，如果该并发症已经发生，可能需要通过二次手术来排出过量的注射材料。

- 注射点血肿或者声带内出血较为少见，且通常具有自限性。

- 从安全角度来说，该注射术是一项低风险操作。

- 理论上，对注射材料发生意外反应是可能出现的。出血、感染或气道阻塞等并发症较少见。

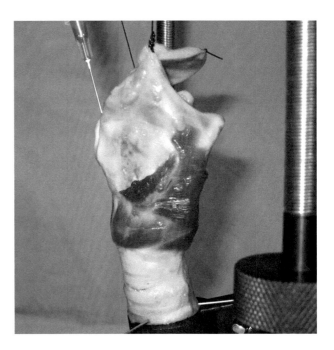

图 12.1　尸喉侧面观。甲状软骨切迹和环甲膜较易辨认。可以看到注射针在中线甲状软骨切迹后缘穿入，针与地面基本垂直，向下进入声带。

■技术层面

关键点

- 以锐角进针对于恰当地进入喉部很重要。
- 在尸喉上实践对于熟悉临床操作特别重要。

易犯错误

- 不要将针头以直角进入，进针角度太水平时，会导致针头过多地朝喉后部，错过声带前部区域，这时需要重新向前下方调整针头。

■手术步骤

- 将喉提起来固定以适合剖视。
- 辨认中线结构，包括甲状软骨切迹、甲状腺下缘以及环甲膜（图 12.1）。

- 手术要点：采用 25 号 1.5 英寸注射针，1% 利多卡因 + 肾上腺素（1:100 000）行皮下注射局部麻醉。用 25 号 1.5 英寸注射针穿过环甲膜将 2 ～ 3ml 4% 利多卡因注入气道内。等待 5 ～ 10 分钟，充分麻醉。用经鼻喉镜观察声门，若该喉镜连接了摄像系统，助手和术者均可以通过显示屏观察到喉部。助手平稳地持喉镜，术者进行注射操作。

- 盛有注射材料的注射器连接到 22 号或 23 号 1.5 英寸注射针头。

- 针头经皮下进入环甲膜，然后穿过会厌前间隙到达会厌根部的气道。

- 针头以锐角刺入，基本与地面垂直（图 12.1），有时针头前端需要弯曲一定弧度以便进针角度合适。该注射方法要求与地面尽量垂直，而其他皮下注射方法则基本与地面平行，此为二者的不同之处。

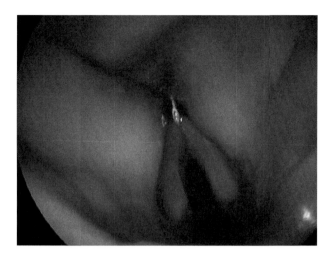

图12.2 尸喉上，针尖通过喉镜进入会厌下缘（柄）的声带，该图较好地呈现了一次成功的进针操作。

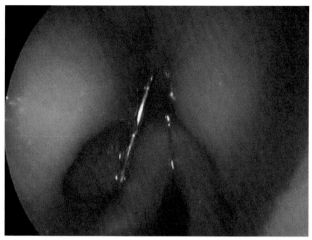

图12.3 尸喉上，所看到的针尖被引至左侧声韧带的深部进行后部注射（可用于单侧声带麻痹）。

· 针尖应在图中位置处可见（图12.2）。

· 然后针头朝向目的位点刺入（图12.3），若需行双侧注射，针头可以重新调整方向到另一位点，不需要完全退出针头。

· 对于声带固定者，需注射到声门旁，深及声韧带（图12.3）。

· 注射到最佳位点且发声良好后停止操作。考虑到注射材料中的水分可能会很快地被组织吸收，有些学者建议多注射10%的剂量。

> · 手术要点：注射完成后立即要求患者咳嗽和说话，这有助于注射剂更加均匀地分布于声韧带下。

> · 手术要点：注射西多福韦时，针尖刺入乳头瘤丛及其周围皮下组织，直到组织变白时停止注射。注射类固醇激素时，针头放到上皮下，逐步深入至肉芽肿、接触性溃疡或声带黏膜层。

参考文献

Amin MR. Thyrohyoid approach for vocal fold augmentation. Ann Otol Rhinol Laryngol 2006;115(9):699–702

Co J, Woo P. Serial office-based intralesional injection of cidofovir in adult-onset recurrent respiratory papillomatosis. Ann Otol Rhinol Laryngol 2004;113(11):859–862

Rees CJ, Mouadeb DA, Belafsky PC. Thyrohyoid vocal fold augmentat ion with calcium hydroxyapatite. Otolaryngol Head Neck Surg 2008;138(6):743–746

Rosen CA, Simpson CB. Operative Techniques in Laryngology. Berlin: Springer-Verlag; 2008

Sulica L, Rosen CA, Postma GN, et al. Current practice in injection augmentat ion of the vocal folds: indications, treatment principles, techniques, and complications. Laryngoscope 2010;120(2):319–325

Zeitler DM, Amin MR. The thyrohyoid approach to in-office injection augmentation of the vocal fold. Curr Opin Otolaryngol Head Neck Surg 2007;15(6):412–416

第 13 章

点触式声带注射术

Jennifer L. Long , Gerald S. Berke

该声带注射术目的是将药物（如 Botox）或生物填充材料（如胶原）注射或填充到声带不同层面，通常是声带肌层，药物在肌层发挥生理作用。生物材料填充于肌层使得声带向中线靠拢，更好地闭合以恢复发音功能（喉注射成形术）。该技术全部在黏膜下层进行，针头不要进入气道。

■ 适应证 / 禁忌证

• 任何需要向声带注射治疗药物的情况均可以使用该技术，如注射肉毒素治疗喉神经紊乱性疾病（如内收性痉挛性发音困难），注射西多福韦治疗复发性呼吸道乳头状瘤，注射类固醇激素治疗黏膜炎症性疾病或者注射其他药物。

• 注射填充剂（如胶原、微晶瓷、明胶海绵）以改善由声带麻痹、瘫痪、萎缩或其他原因引起的声带闭合不全。

• 禁忌证包括已知对注射试剂过敏的、有较大的出血风险的，或是在已有声门狭窄的病例中出现气道阻塞等情况。

■ 临床应用

关键点

• 无肌电图情况下，仔细评估和辨认喉外部的解剖标志并做好标记，不断触诊寻找精确的声带注射位点。

• 为根据术中观测情况调整针尖的位置以及填充效果，可以借助可屈式光导纤维喉镜来观察针尖。

• 进行注射操作前，可以用利多卡因麻醉进针部位的皮肤数分钟。

易犯错误

• 颈部伸展不充分或者颈部软骨解剖标志不清可能会降低注射的精确性。

• 注射剂渗透和注射到喉腔或气管时会引起咳嗽和注射剂的吸入。

• 注射到声带黏膜下浅层会使得声带边缘不规则，引起疼痛和发音障碍，这种情况直到注射剂消散吸收后才会消失。

■ 技术层面

关键点

• 在实验室训练时可以从上方观察喉部情况，这样可以模拟临床实际中的内镜效果。

• 针头进入喉部后，仔细观察放在黏膜下层的针尖，将有助于加速精确注射术的学习进度曲线。

易犯错误

• 若在进针阶段针头被堵住，将会影响注射，需要重新换用针头进行注射。

• 使用小于 27 号的小针头可能会意外变弯，影响精确注射。

■ 手术步骤

• 将喉提起来固定以适合剖视。

• 准备注射器，通常选用 1～3ml 注射器连接 1.5 英寸 25 号针头。

• 手术要点：允许至少有 0.2～0.3ml 药液弥散，注射肉毒素时需用生理盐水稀释至上述体积。对喉注射成形术而言，大约需 0.8～1.0ml 体积。

• 在中线处触诊甲状软骨切迹，甲状软骨下缘以及环状软骨。

• 手术要点：患者头部后仰，使颈部充分伸展。

• 声带上表面位于甲状软骨切迹基底部与甲状软骨下缘之间的中点部位，因此，注射点应低于中点部位垂直线水平（图 13.1a, b）。

• 手术要点：喉注射成形术时，采用经鼻内镜可视系统将有助于观察注射材料的填充程度，但对甲杓肌肉毒素注射而言，可以不需要。

• 行经甲状软骨板注射术时，需将针头插入甲状软骨板垂直中线后 5mm。

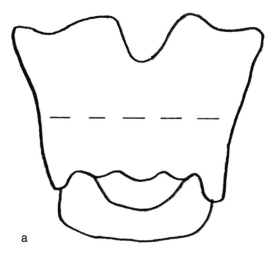
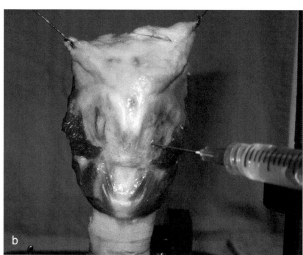

图 13.1a, b (a) 甲状软骨与环状软骨前面观。虚线显示了声带的大概位置，位于甲状软骨切迹与甲状软骨前端底部间的垂直中线上。(b) 在尸喉标本上，针头插入点显示了其正位于甲状软骨切迹与甲状软骨前端底部间的垂直中线下方，偏离中线的位置。

• 针头穿过甲状软骨外侧和内侧壁，术者可以感受到这种突破感（图 13.2a,b）。

• **手术要点：若将针尖在甲状软骨板内注射，这是非常困难的，因为其组织结构致密，注射阻力较大。针尖继续前行进入组织柔韧性好的甲杓肌时，注射阻力将会减小。**

• 在注射液体药物时，比如注射肉毒素可能需要将整个剂量注射完。

• **手术要点：若注射药物的体积较大，患者会感到压迫感；若针头刺入喉腔内患者会感到气流通过。发生后一种情况时可能需要重新注射以达到治疗效果。**

• 在行喉注射成形术时，注射剂量每次 0.1～0.2ml，同时观察填充效果。在实验室训练时，可以从上方直接观察到喉内部情况。避免注射位置过浅。

• **手术要点：声门下注入少量填充材料可以改善发音功能。为了能够在液体吸收后保持声带边缘平直，注射完填充材料时需要稍微过矫一些。**

• **手术要点：为更好地评估声带的位置，可以让患者咳嗽或发音，这可以促使注射剂弥散开。注射后初期患者说话可能比较费力，这是因为注射液体剂量过量造成的，但这些液体会很快被吸收掉。**

• 当甲状软骨板钙化，针头不能穿过时，可以采用经环甲膜注射术。进针位置在甲状软骨板下缘稍下方，偏离中线约 1cm 处。穿过甲状软骨板后，针尖斜向后上方（图 13.3a,b）。注射方法同前所述。

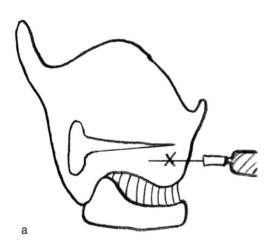
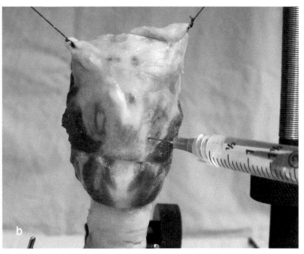

图 13.2a,b　(a) 经甲状软骨注射术时喉软骨侧面观。× 标记为进针点。(b) 在尸喉标本，可以看到注射针已经穿过甲状软骨外侧和内侧壁。针尖将进入声带肌层。

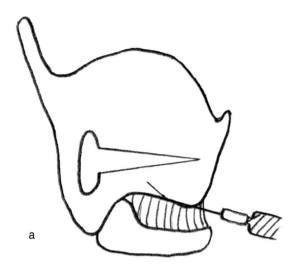

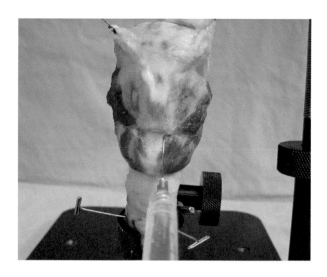

图 13.3 a,b (a) 经环甲膜注射术时喉软骨侧面观。(b) 注意针尖弯曲斜向后上方。在尸喉标本，可以看到注射针头位于甲状软骨板下缘稍下方，偏离中线约 1cm 处。针尖往上翘。

参考文献

Berke GS, Gerratt B, Kreiman J, Jackson K. Treatment of Parkinson hypophonia with percutaneous collagen augmentation. Laryngoscope 1999;109(8):1295–1299

Chhetri DK, Berke GS. Injection of cult ured autologous fibroblasts for human vocal fold scars. Laryngoscope 2011;121(4):785–792

Green DC, Berke GS, Ward PH, Gerratt BR. Point-touch technique of botulinum toxin injection for the treatment of spasmodic dysphonia. Ann Otol Rhinol Laryngol 1992;101(11):883–887

第 5 篇

开放性喉嗓音外科学

第 14 章

应用 Gore-Tex 的 I 型甲状软骨成形术

Timothy M.McCulloch

整个过程是在手术室进行，通过外部途径使接受镇静或局麻的患者达到维持声带居中的效果。经鼻纤维喉镜的可视性及患者实时的发音回馈有利于指导植入物的正确放置。

■ 适应证 / 禁忌证

• 声带麻痹、轻瘫、瘢痕、肿瘤、创伤及与年龄相关的声门闭合不全。

• 放疗及自身免疫性疾病为相对禁忌证，因其会增加机体对植入物排斥的风险。对 Gore-Tex 材料过敏为绝对禁忌证。

■ 临床应用

关键点

• 该操作可以改善由于声带闭合不全所引起的发声及吞咽功能障碍。

• Gore-Tex：戈尔 - 特克斯材料，一种防水且透气性好的合成纤维材料。

• Gore-Tex 具有物理延展性，可以根据声门的缺陷定制不同形状及大小的材料嵌入声门旁间隙。

• Gore-Tex 与其他材料相比，可以通过更小的甲状软骨板的窗口嵌入。

• 在甲状软骨板的开窗完成后再给患者镇静剂。适时减少镇静剂的作用，使患者能够发音，这对于判断是否达到理想的发音效果至关重要。

• 即便是双侧甲状软骨成形术，气道损伤也是罕见的。需要注意的是一侧声带居中位而对侧声带外展受限的情况。

• 过分解剖或声门旁间隙出血会迅速引起水肿，从而导致声带正中位的假象。此时可能会误导术者嵌入植入物，由于暂时性水肿及植入体的共同作用可能会在术中产生理想的发音效果，但由于植入物过小，一旦水肿消退，声门仍闭合不全。

易犯错误

• 如果嵌入口过大，植入体更易移动，容易远离预期位置。

• 植入体放置太靠前，会导致声音紧张，费力。

• 植入体放置太靠上，由于喉室的作用容易被挤出。

• 植入体放置太靠后需仔细解剖梨状窝，否则不能使声带肌膜层保持中立位。

• 为达到理想的发音效果，声门及声门下均需保持中立位。退而求其次，可以选择靠近甲状软骨下极放置植入体。

■技术层面

关键点

• 甲状软骨板开窗定位至关重要。

• 利用钝性器械挤压声门旁间隙的肌肉通过甲状软骨板窗口来模拟如何放置植入体。这种方法可以促进外科医生对三维解剖结构的理解。

• 沿着甲状软骨下缘剥离软骨内膜可以使声门下区获得足够的空间放置植入体。

易犯错误

• 无论是用摆动锯还是电钻对甲状软骨板开窗，务必不要损伤声门旁间隙肌肉。

• 避免撕裂软骨膜瓣，因为其可覆盖植入体并防止挤压。

■手术步骤

• 开放入路进喉。

• 通过触诊甲状软骨上切迹及识别带状肌的中线确定正中位置，除非该标志已不存在。

> • 手术要点：手术中，为了更好地暴露术野，应从舌骨上端至环状软骨下端分离带状肌，并分离 1~2cm 的附着在舌骨中间的带状肌。

• 识别和分离胸骨舌骨肌及甲状舌骨肌间的筋膜

（图 14.1）。保护胸骨舌骨肌有利于维持术后吞咽功能。

> • 手术要点：在这些肌肉间常常存在小血管，为避免出血，最好使用双极电凝。

• 溶解甲状软骨下缘附着的甲状舌骨肌（图 14.2）。

• 手术过程中，带状肌横向拉开。而在实验室里，为了更好地观察喉的解剖常常将带状肌去除。

• 定位甲状软骨膜。用 15 号刀片游离软骨膜瓣。沿甲状腺腺叶的中线切开软骨膜，再沿甲状软骨边界的上级，然后沿弓状线的垂直部分（图 14.3）。

• 用剥离子沿甲状腺腺叶的下极抬起软骨膜瓣。

• 在中线上，使用卡尺测量从甲状腺切迹到甲状软骨下缘的距离并使用锐器械于中点做标记。这是前联合上缘的大致位置。为确保植入体的正确放置，开窗部位需低于此处（图 14.4）。

• 甲状软骨成形术的窗口约为 6mm×8mm 的矩形。其上下界均应平行于甲状软骨下缘。前面观，窗口应位于甲状软骨中点后的 5mm 处。沿着甲状软骨下缘至少留有 3mm 的软骨以防止其断裂。可用 Gore-Tex 带子缠绕软骨进而使其得到保护（图 14.5）。

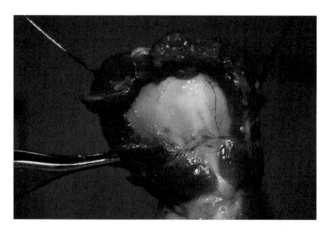

图 14.1 用 Allis 钳住胸骨舌骨肌内侧缘，可以暴露其与甲状舌骨肌下的术野。保留胸骨舌骨肌。

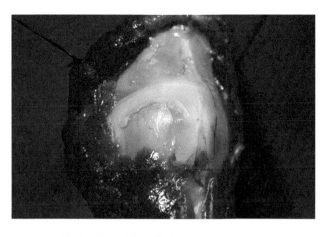

图 14.2　接近下缘处分离甲状舌骨肌。

• 遇到软骨骨化的情况，应使用刀或锯开窗，抑或使用 3mm 的切割钻。

• 手术要点：当制作甲状软骨切口时，要记住甲状软骨薄板的结构：外薄板，髓，内薄板。内薄板的深度即内软骨层。为避免声门旁间隙肌肉出血，应确保不损伤内软骨层。

• 移除甲状软骨窗口后，使用长剥离子从甲状软骨板的内面将甲状软骨内膜剥离（图 14.6）。后方下方剥离均不超过 4mm。

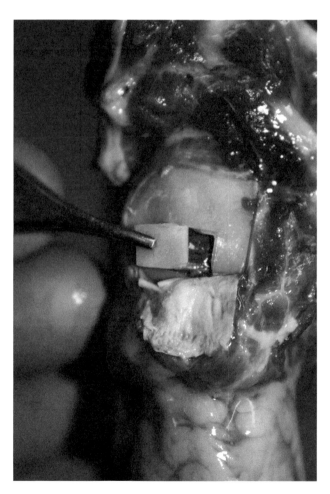

图 14.3　用手术刀或单级电刀划出软骨膜瓣的轮廓。电刀有助于更好地分离牢固附着在甲状软骨上的软骨膜。

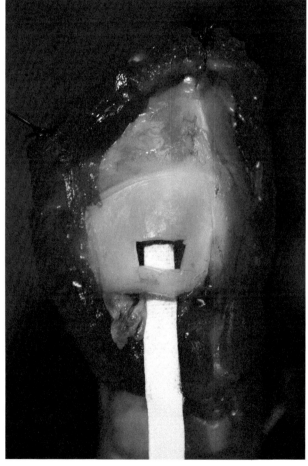

图 14.4　从中线上测量甲状腺切迹到甲状软骨下缘的距离是至关重要的。该距离的中点位置为声带上缘的标志，为避免损伤喉室黏膜窗口不能超过该处。

· 使用长剥离子或钝器使声带处于中间位，而非声门上或声门下区。

· 以分层的方式插入 Gore-Tex 带维持声带的正中位（图 14.7）。从上面检查估测植入体的数量对维持声带正中位是必要的。

· 手术要点：Gore-Tex 甲状软骨成形术并不致力于维持杓状软骨的位置。一些植入体如 firm Montgomery，可以向内侧旋转声带突。

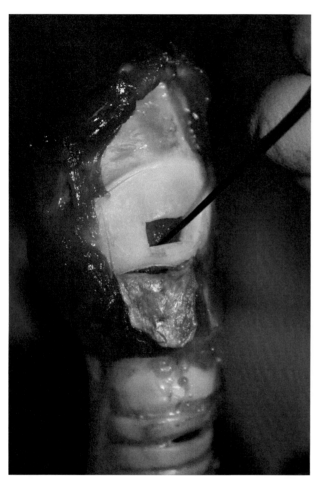

图 14.5　创建矩形窗口后放入植入体。

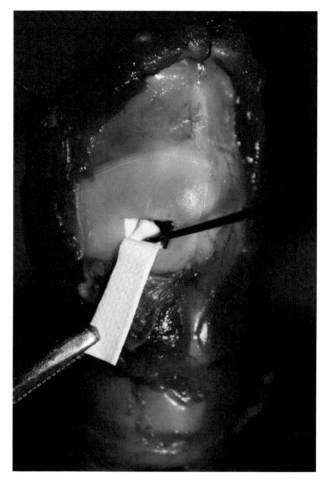

图 14.6　适度剥离声门旁间隙肌肉使其远离甲状软骨内表面有利于植入体的植入。植入体环绕在下角周围有利于使声门下声带居中。

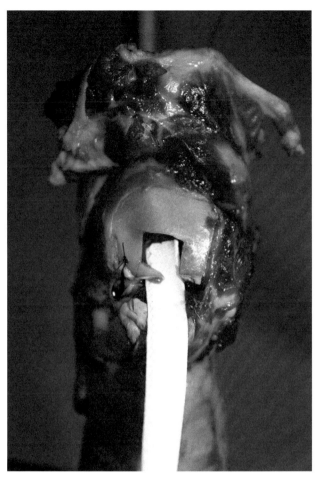

图 14.7　植入后的效果可在折叠 Gore-Tex 带时通过观察喉腔得到。

参考文献

McCulloch TM, Hoffman HT. Medialization laryngoplasty with expanded polytetrafluoroethylene. Surgical technique and preliminary results. Ann Otol Rhinol Laryngol 1998;107(5 Pt 1):427–432

McLean-Muse A, Montgomery WW, Hillman RE, et al. Montgomery Thyroplasty Implant for vocal fold immobility: phonatory outcomes. Ann Otol Rhinol Laryngol 2000;109(4):393–400

Netterville JL, Stone RE, Luken ES, Civantos FJ, Ossoff RH. Silastic medialization and arytenoid adduction: the Vanderbilt experience. A review of 116 phonosurgical procedures. Ann Otol Rhinol Laryngol 1993;102(6):413–424

Zeitels SM, Mauri M, Dailey SH. Medialization laryngoplasty with Gore-Tex for voice restoration secondary to glottal incompetence: indicat ions and observations. Ann Otol Rhinol Laryngol 2003;112(2):180–184

第 15 章

杓状软骨内收术

Henry T. Hoffman , Andrew C. Heaford

杓状软骨内收术是将麻痹的杓状软骨、声带突及声带后膜重新复位并固定于发音时所需位置的手术。成功的杓状软骨内收术可以通过调节声门闭合来提高患者的发音及吞咽功能。

■ 适应证 / 禁忌证

· 单侧声带麻痹（UVFP）所致声嘶及声门关闭不全。

· 该手术尤其适用于 UVFP 所致的吞咽困难及咳嗽无力。

· 非声带麻痹所致的外展不良为相对禁忌证，因为内收导致声门狭窄进而引起气道狭窄的症状。

■ 临床应用

关键点

· 单纯行杓状软骨内收术时声带前膜无法一致性内移，可能需辅助性地行甲状软骨成形术。

· 该手术在局麻镇静下进行。术中经鼻纤维喉镜的使用可以在监测患者声音的同时对喉有个直观的印象。

易犯错误

· 术后有气道损伤的风险。

■ 技术层面

关键点

· 通过尸体解剖训练熟悉喉部解剖。

易犯错误

· 梨状窝黏膜可能穿孔，需避免。

· 杓状软骨肌突由于大部分被环杓侧肌及环杓后肌覆盖而不易识别。

• 穿针过程中如果发生肌突撕裂，应用 8 字缝合法缝合残余肌突及周围肌肉对其进行保护，即便肌突完整也应如此。

■手术步骤

• 开放入路进喉。

> • 手术要点: 于甲状软骨水平做水平切口。拨开带状肌，舌骨水平离断胸骨舌骨肌。在尸体上可以去除所有带状肌以扩大术野。

• 暴露甲状软骨翼。沿其中线、上、外侧缘迅速切至软骨膜。

• 游离、提起软骨膜瓣（图 15.1）。

• 切断附着于甲状软骨的咽下缩肌（图 15.2）。

• 拉钩侧向拉起甲状软骨后缘。

• 沿甲状软骨内侧面抬起甲状软骨翼软骨膜，为避免损伤梨状窝应沿甲状软骨小心解剖（图 15.3）。

• 用咬骨钳从甲状腺叶后去除部分软骨，为维持环状软骨的完整性应远离甲状软骨下角（图 15.4）。

• 识别扇形环杓后肌，向上内侧追踪至杓状软骨肌突附着处（图 15.5）。

• 于肌突附着处缝合环杓后肌，牵拉缝线两端（图 15.6）。

• 第二针是通过肌突做 8 字缝合。

• 用小的切割钻或摆动锯创建甲状软骨成形术的窗口（图 15.7）。

• 识别甲状软骨中线，并于距离中线 0.5cm，及下缘之上 0.5cm 处做标记。用 2 号切割钻通过软骨上的标记开窗。

• 逆行通过该窗口放置略弯曲的 Keith 针，透过甲状软骨成形术窗口进行观察，定位肌突的临近结构。

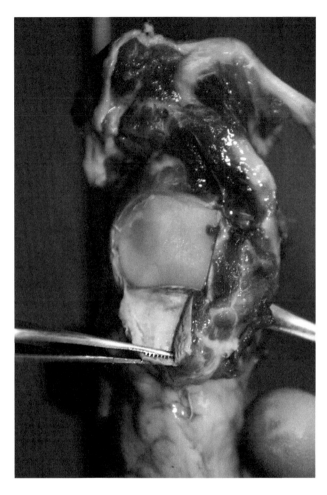

图 15.1 如图示抬起软骨膜瓣。

• 杓状软骨内收线的自由端经 Keith 针穿线。将针拉向前方，经过窗口后缝合（图 15.8）。

•Keith 针的另一头缝线钝头穿过甲状软骨成形术窗口，尖端从甲状软骨下缘穿过环甲膜（图 15.9）。

• 牵拉缝线，从上面观察确认声带的内收外展效果。

• 将一条 Gore-Tex 膜分层放入声门旁间隙使声带处于居中位。该植入物放置于杓状软骨内收线的外侧（图 15.10）。

• 缝线有一定张力，打结后适当地保护缝线及杓状软骨（图 15.11）。

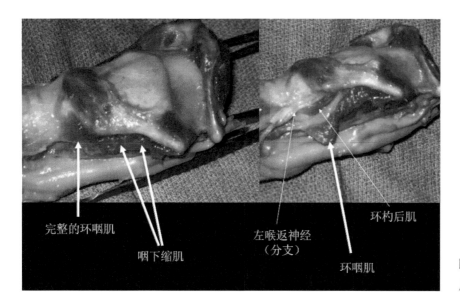

完整的环咽肌

咽下缩肌

左喉返神经
（分支）

环杓后肌

环咽肌

图 15.2　尸体标本上，从甲状软骨后缘分开咽下缩肌（左图）。

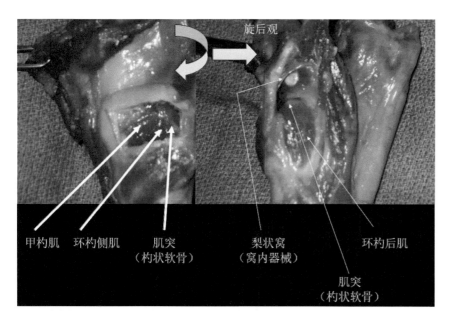

旋后观

甲杓肌　环杓侧肌　肌突
（杓状软骨）

梨状窝
（窝内器械）

环杓后肌

肌突
（杓状软骨）

图 15.3　在甲状软骨上开窗（大于甲状软骨成形术的窗口），旋转喉以暴露杓状软骨肌突（左图）。通过梨状窝薄且透明的黏膜看到放于左侧梨状窝顶端的剥离子。梨状窦黏膜可能与肌突重叠（右图）。

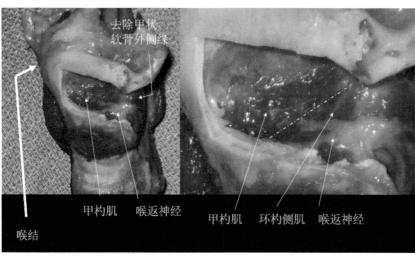

去除甲状软骨外侧缘

甲杓肌　喉返神经

甲杓肌　环杓侧肌　喉返神经

喉结

图 15.4　切除甲状软骨后段（左图）进而暴露喉返神经分支，喉返神经支配甲杓肌、环杓侧肌（右图）。

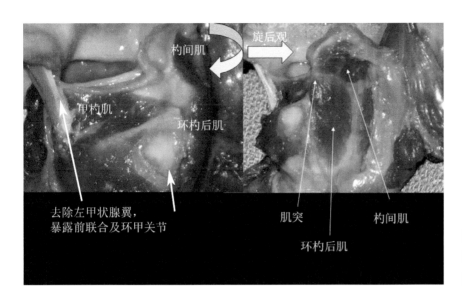

图 15.5 旋转标本，以看到从环状软骨汇集到肌突的环杓后肌的肌纤维。

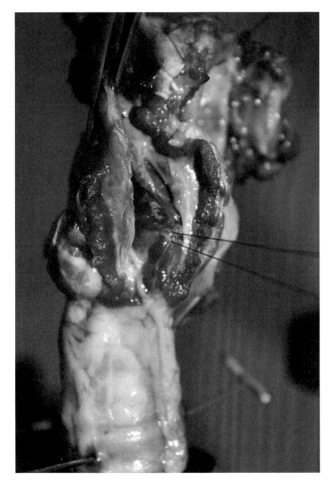

图 15.6 不可吸收线穿过肌突或环杓后肌的交界处，并牵拉线头。

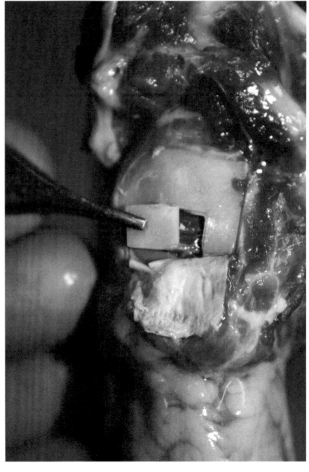

图 15.7 在许多标本中可使用手术刀切开甲状软骨。去除窗口，该窗口比甲状软骨成形术时的大。

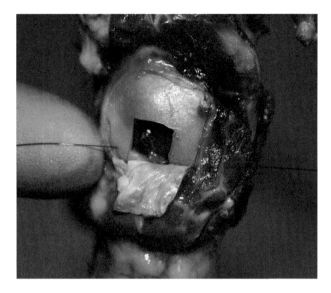

图 15.8　标本的软骨未骨化时不进行开窗。直接用缝线穿过甲状软骨前端。

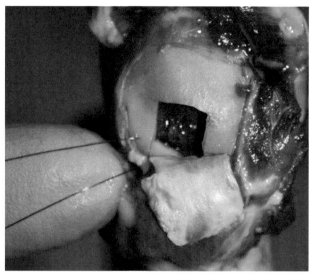

图 15.9　缝线末端穿过环甲膜。

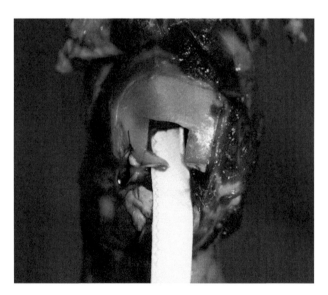

图 15.10　该图中甲状软骨下端断裂，为节省花费，使用折叠布胶带代替 Gore-Tex。植入物被折叠放入声门旁间隙以支撑声带。

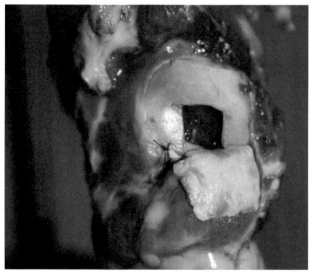

图 15.11　缝线有张力，打结后保护缝线及杓状软骨。

参考文献

Isshiki N, Tanabe M, Sawada M. Arytenoid adduction for unilateral vocal cord paralysis. Arch Otolaryngol 1978; 104(10):555–558

McCulloch TM, Hoffman HT, Andrews BT, Karnell MP. Arytenoid adduction combined with Gore-Tex medialization thyro-plasty. Laryngoscope 2000;110(8):1306–1311

Woodson GE. Arytenoid adduction. In: Cummings, et al, eds. Cummings Otolaryngology—Head and Neck Surgery, Vol. 3. 4th ed. Philadelphia: Elsevier Mosby; 2005:2199–2206

第 16 章

双侧声带麻痹的构状软骨外展术

Gayle Woodson

该手术的目的是改善双侧声带麻痹所致的气道阻塞现象。双侧声带麻痹患者由于吸气时声带无法外展所以引起气道阻塞的症状。然而，许多患者在发音时由于内收肌的作用，使得声音受损不严重甚至接近正常。外科手术通过静态的扩大声门来改善呼吸的同时以损伤声音为代价。构状软骨外展术（AAb）可以模拟环构后肌（唯一的喉外展肌）的运动。构状软骨外展术从外部旋转构状软骨来横向移动声带突。这可以增加声门的大小。构状软骨外展术是喉外进路，比内镜下的构状软骨切除术或声带切除术的难度大。然而，内镜手术有损害发音并易引起吞咽困难及误吸的缺点。

■ 适应证 / 禁忌证

- 构状软骨外展术可以缓解环构关节未固定的神经性声带麻痹患者的气道阻塞症状。
- 该手术不适于声门狭窄或环构关节固定的患者，因为环构关节周围的瘢痕组织会妨碍构状软骨的横向运动（便于扩大声门）。

■ 临床应用

关键点

- 术前应先借助于直接喉镜并通过触诊来判定构状软骨是否固定。构状软骨如果固定，则不可实施该手术。
- 仔细剥离梨状窝黏膜以防撕裂，若撕裂，伤口则会被唾液污染。
- 用双极电凝仔细止血，以更好地暴露构状软骨肌突的界限。
- 辅助仪器的应用对于观察解剖区域至关重要。

易犯错误

- 未能改善气道是最常见的并发症，其他潜在的并发症包括由于水肿或血肿引起的急性喉梗阻。

■ 技术层面

关键点

- 旋转喉使术野清晰。
- 使用剥离子拨动梨状窝黏膜。
- 环杓后肌及环杓侧肌肌纤维汇集于杓状软骨肌突，这有助于识别肌突。

易犯错误

- 肌突的位置往往比预想的靠上。
- 穿过肌突的双股缝线可以增加牵拉力，阻止肌突撕裂。
- 由于喉内收肌的联带运动，最常见的并发症为未能改善气道症状。ANG 被用于术前检测。

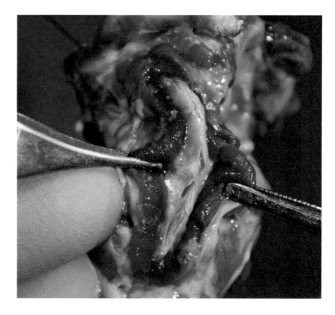

图 16.1　暴露甲状软骨后缘。

■ 手术步骤

- 开放入路进喉。

> • 手术要点：手术需全麻。患者可能已行预防性气切。如果没有，则没有气切的必要。术中行经口气管插管，术后拔管。

> • 手术要点：解剖颈前带状肌，继续向后直至可以摸到甲状软骨后缘。

- 识别并用环状钩勾住甲状软骨上角，向前内牵引旋转喉气管，使其远离病灶侧。如此暴露喉后部，并使术野远离颈鞘。牵引肩胛舌骨肌便于旋转喉。继续向下剥离，彻底暴露甲状软骨后缘（图16.1）。必要的情况下需将甲状腺向侧下方移动。

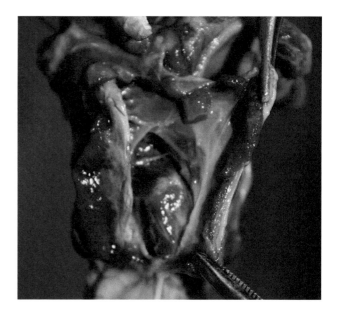

图 16.2　甲状腺翼板后缘分离咽下缩肌。提起梨状窝黏膜，其中不包括甲状腺翼板的软骨膜，以免由于层次定位错误导致无法确定肌突的位置。

- 在甲状软骨后段横断咽下缩肌（类似于全喉切除术中的方法，如图 16.2）。切开肌肉的同时不能切开甲状软骨的软骨膜。
- 触诊环状软骨后段。从甲状软骨下极的内侧面钝性分离软组织，识别环杓后肌。
- 继续向后向上钝性分离，直至从环杓后肌及杓状软骨上提起梨状窝。
- 识别环杓后肌并追踪至杓状软骨肌突（图 16.3）。肌突常用来检验喉骨架的完整性。必要时分离甲状舌骨韧带或者在甲状腺翼板后段去除部分软骨。
- 缝合杓状软骨肌突，打结（图 16.4a, b）。

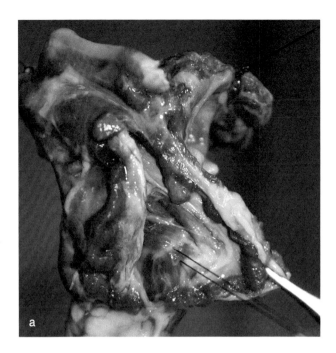

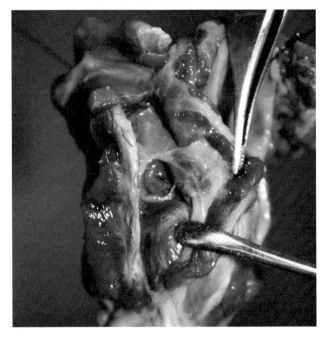

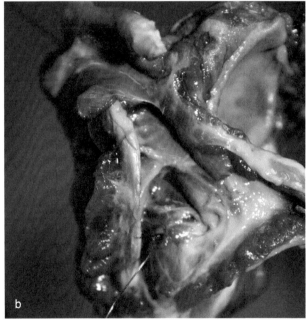

图 16.3　环杓后肌、环杓侧肌均止于杓状软骨的肌突，并有白色肌纤维连接到杓状软骨上。白色及触诊均可以定位肌突。

图 16.4　(a) 缝线穿过肌突及周围的肌纤维。用双股线进行额外的牵引。(b) 打结。

• 从上面检查，确保向下、后牵拉缝线可以使构状软骨肌突横向移位。

> • 手术要点：助手应借助于直接喉镜使术者评估外展缝合的效果。

• 必要时借助小电钻，将缝线固定于甲状软骨下角（图 16.5）。在无张力的情况下，通过向下及横向的牵引尽可能增加肌突的位移。

• 术末，肌突应在缝线穿过甲状软骨下角的几毫米内（图 16.6）。

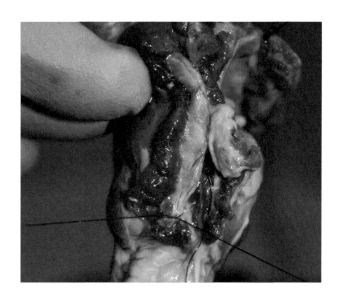

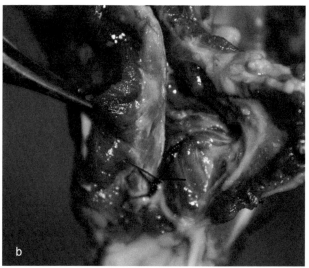

图 16.5　一个单独的缝线穿过甲状软骨下角。

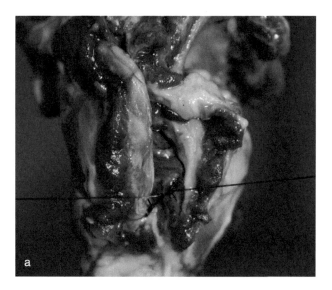

图 16.6a,b　肌突上可看到缝线，操作结束时将单独的缝线打结。为保证足够的张力从肌突到节点仅有几毫米。

参考文献

Neuman TR, Hengesteg A, Lepage RP, Kaufman KR, Woodson GE. Three-dimensional motion of the arytenoid adduction procedure in cadaver larynges. Ann Otol Rhinol Laryngol 1994;103(4 Pt 1):265–270

Woodson GE. Arytenoid abduct ion: indications and limitations. Ann Otol Rhinol Laryngol 2010;119(11): 742–748

Woodson GE, Picerno R, Yeung D, Hengesteg A. Arytenoid adduction: controlling vertical position. Ann Otol Rhinol Laryngol 2000;109(4):360–364

Woodson GE, Weiss T. Arytenoid abduction for dynamic rehabilitat ion of bilateral laryngeal paralysis. Ann Otol Rhinol Laryngol 2007;116(7):483–490

第 17 章

杓状软骨固定术与环甲关节半脱位术

Steven M. Zeitels

■ 适应证 / 禁忌证

- 该手术主要适应于由以下原因所致的声门后（杓间区）空气动力学不足：
  - 声带麻痹，尤其是杓状软骨内收术失败后所致；
  - 插管后因脱臼引起的麻痹或杓状软骨外展术后固定；
  - 钝性或（和）喉贯穿伤；
  - 声带闭合不全引起的吞咽困难。
- 非声带麻痹所致的外展不良为相对禁忌证，因其可通过狭窄的声门通气。

■ 临床应用

关键点

- 杓状软骨固定术模拟甲杓肌、环杓侧肌、杓间肌、环杓后肌的联合内收运动，这些肌肉同时以拮抗肌的形式运作。在此过程中，打开环杓关节，借助于环状面的内侧面精确定位杓状肌，模拟杓状肌的正常内收。

- 该手术与杓状软骨内收术不同，内收术是模拟环杓侧肌的单一运动。
- 杓状软骨固定术对处理声带内收时平面差距大这一情况很有价值。
- 声门旁间隙无植入物的情况下很少使用杓状软骨固定术。
- 该式式经典的方法是先关闭声门后段，因此小的植入物是很有必要的。
- 环甲关节半脱位术专门用来恢复因失神经支配所致弹性差异的对称性的唯一一种关于喉框架的术式。
- 因此杓状软骨固定术联合环甲关节半脱位术可以形成最大发声频率范围（如两个八度）及强度（响度）。

易犯错误

- 需充分局麻，包括沿着甲状腺后段的咽下缩肌注射布比卡因。
- 将甲状软骨下角与环状软骨分离以便于进行环甲关节半脱位术。

- 将甲状软骨上角与舌骨分离便于将甲状软骨板向前内侧旋转，达到暴露术野的目的。
- 从尾部向头部仔细剥离甲状软骨板内侧面，避免梨状窝穿孔。

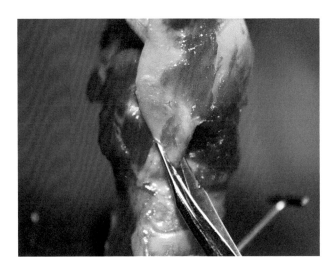

图 17.1 用弯剪刀由下到上分离环甲关节。

■手术步骤

- 通过触诊甲状腺峡部及识别带状肌的白线确定正中位置。
- 从舌骨到甲状腺峡部水平分离带状肌。
- 在略低于甲状软骨翼板水平横断带状肌。
- 将甲状腺拉钩放于甲状软骨翼板的边缘以便于将其向前内侧翻转。这限制了甲状软骨翼板及甲状软骨大角。

> **• 手术要点：** 甲状软骨翼板向前内侧翻转有助于翼板后缘的咽下缩肌的分离。

- 识别甲状软骨下角并用 Mayo 剪刀剪开环甲关节（图 17.1）。
- 分离环甲关节及咽下缩肌的目的是增加前内侧翻转的力度。

> **• 手术要点：** 保留甲状软骨下角全长，以便于对环甲关节半脱位的缝合。

- 从环甲关节面沿着环状软骨向头侧略向前钝性分离至环状软骨上缘。

> **• 手术要点：** 沿环杓后肌侧缘可找到肌突，操作过程避免梨状窝穿孔。

- 从甲状软骨翼板内侧面钝性分离梨状窝黏膜的侧缘，从环状软骨后外侧缘分离梨状窝黏膜的内侧缘（图 17.2）。
- 沿环状软骨顶部向后上侧分离可找到环杓侧肌与杓状软骨肌突连接的部位。

- 从肌突到环杓侧肌的分离可以很容易找到杓状软骨（图 17.3）。
- 沿环状软骨上缘分离至杓状软骨肌突。
- 将环杓后肌从杓状软骨肌突上分离。
- 打开环杓关节可看到白色发亮弯曲的环状面。注意保护内侧的环杓韧带（图 17.4）。

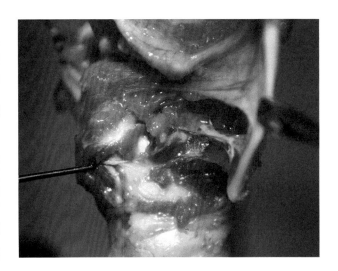

图 17.2 用镊子提起甲状腺右叶。从环状软骨后外侧分离梨状窝黏膜。用拉钩拉开右环杓后肌，环杓后肌汇集于杓状软骨肌突。

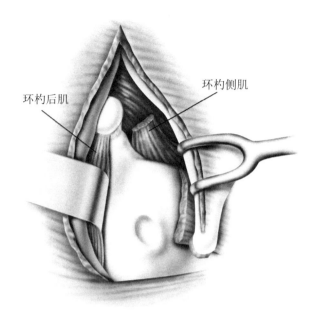

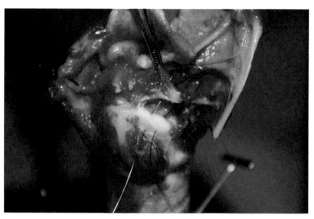

图 17.4　开放环杓关节可见闪闪的白色关节囊。注意保存内侧环杓韧带。如文中描述将杓状软骨固定缝线置于此。

• 杓状软骨固定后，将甲状软骨翼板恢复原来的解剖位。观察杓状软骨是否处于正确位置，方结固定。

图 17.3　通过寻找环杓侧肌的附着点即找到肌突。（摘自：Zeitels SM. Adduction arytenopexy with medialization laryngoplasty and crico-thyroid subluxation: a new approach to paralytic dysphonia. Oper Tech Otolaryngol-Head Neck Surg 1999; 10:9-16. 经许可后转载）

> • 手术要点：打开环杓关节，环状面内侧面的位置决定了杓状软骨的位置。

• 将环杓后肌从环状软骨后板上分离进而可以暴露环杓关节后面，并留下穿过缝线的空间
• 4-0 的缝线从环状软骨后板内侧面进，穿过环杓关节带出（图 17.4，图 17.5）。

> • 手术要点：缝合的位置是该操作中最困难的地方，需要适度旋转甲状软骨板。

• 缝线穿过肌突或杓状软骨的下面，然后打一滑结。固定软骨面，软骨体内侧半脱位，并使其向内侧摆动形成弯曲的关节面（图 17.5）。

> • 手术要点：打结需打成可以重新解开的滑结，以确保在纤维喉镜的位置与患者的声音相称的条件下看到杓状软骨。

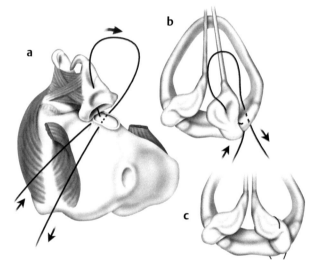

图 17.5　(a) 缝合位置如图所示。(b) 缝合位置上方视图。(c) 打滑结以便于检查杓状软骨的位置。（摘自：Zeitels SM. Adduction arytenopexy with medialization laryngoplasty and crico-thyroid subluxation: a new approach to paralytic dysphonia. Oper Tech Otolaryngol-Head Neck Surg 1999; 10:9-16. 经许可后转载）

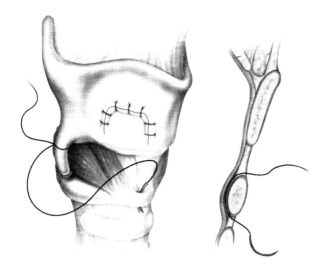

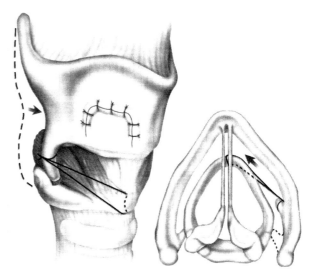

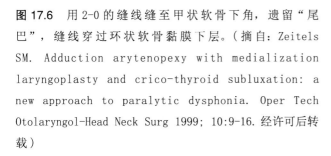

图 17.6 用 2-0 的缝线缝至甲状软骨下角，遗留"尾巴"，缝线穿过环状软骨黏膜下层。（摘自：Zeitels SM. Adduction arytenopexy with medialization laryngoplasty and crico-thyroid subluxation: a new approach to paralytic dysphonia. Oper Tech Otolaryngol-Head Neck Surg 1999; 10:9-16. 经许可后转载）

图 17.7 将缝线的自由段打结后可以同时移动同侧的甲状腺峡及杓状软骨（右图箭头）。该操作可增加前联合及杓状软骨间的距离，并可增加同侧声带的张力，进而改善失神经侧与神经支配侧喉张力不均的情况并提高声带的动态变化。（摘自：Zeitels SM. Adduction arytenopexy with medialization laryngoplasty and crico-thyroid subluxation: a new approach to paralytic dysphonia. Oper Tech Otolaryngol-Head Neck Surg 1999;10:9-16. 经许可后转载）

- 通常，Gore-Tex 在以下步骤应用（见 14 章）。

> **·手术要点：**杓状软骨的位置越合理，应用的 Gore-Tex 越少。不能将 Gore-Tex 塞入声门旁间隙以免暴露肌突。

- 只要杓状软骨固定术及喉成形术完成，环甲关节半脱位会进一步提高声音质量。
- 用 2-0 的缝线固定到甲状腺薄板下角完成环甲关节半脱位。然后穿过环状软骨的黏膜下层（图 17.6）。
- 拉紧缝线，便于增加环状面及前联合韧带间的距离。最终达到增加麻痹侧声带的张力及肌膜的长度的目的。更多细节详见 21 章（图 17.7）。

> **·手术要点：**环甲关节半脱位缝合有利于获得更高的音调（频率）变化和更大的响度（强度）。

- 本缝合模拟了甲杓肌的反张力对抗环甲肌的收缩，而且可以增加声带肌膜的长度。

参考文献

Zeitels SM. Adduction arytenopexy with medialization laryngoplasty and crico-thyroid subluxation: a new approach to paralytic dysphonia. Oper Tech Otolaryngol—Head Neck Surg 1999;10:9–16

Zeitels SM. New procedures for paralytic dysphonia: adduction arytenopexy, Goretex medialization laryngoplasty, and cricothyroid subluxation. Otolaryngol Clin North Am 2000;33(4):841–854

Zeitels SM, Hillman RE, Desloge RB, Bunting GA. Cricothyroid subluxation: a new innovation for enhancing the voice with laryngoplastic phonosurgery. Ann Otol Rhinol Laryngol 1999;108(12):1126–1131

Zeitels SM, Hochman I, Hillman RE. Adduction arytenopexy: a new procedure for paralyt ic dysphonia and the implications for medializat ion laryngoplast y. Ann Otol Rhinol Laryngol 1998;107(Supplement 173):1–24

Zeitels SM, Mauri M, Dailey SH. Medialization laryngoplasty with Gore-Tex for voice restoration secondary to glottal incompetence: indications and observations. Ann Otol Rhinol Laryngol 2003;112(2):180–184

Zeitels SM, Mauri M, Dailey SH. Adduct ion arytenopexy for vocal fold paralysis: indications and technique. J Laryngol Otol 2004;118(7):508–516

第 18 章

龙骨治疗声门上蹼

Charles N. Ford

该操作是通过开放式径路治疗声门上蹼。通过正中甲状软骨切开入喉，切除喉蹼后置入临时龙骨。由于近侧易接触粘连，所以声门上蹼经常复发。放置龙骨分离去除上皮化的声门组织（如声带全层及临近组织）来治疗具有明显症状的喉蹼患者十分有效。较小的喉蹼可用冷刀或激光治疗，但是对于部分患者而言置入龙骨才是最佳选择。

■ 适应证 / 禁忌证

• 发音及呼吸困难。

• 经口入路治疗后复发。

■ 临床应用

关键点

• 置入龙骨的方法：

– 直接喉镜下切除瘢痕，置入龙骨；

– 行喉裂开术切除喉蹼，置入龙骨并缝合固定于甲状软骨上（见本章所示）。

• 术中使用显微镜和 70° 镜观察及触诊评估喉蹼范围很重要。

• 经口咽入路需完整切除瘢痕，适当地置入龙骨。

• 行喉裂开术时应注意喉腔黏膜切口。

易犯错误

• 其中，经口直接喉镜下放置龙骨往往因无法将龙骨牢牢地固定在前端而失败。即便是行喉裂开术，龙骨也需牢固地固定，以防因其活动，肉芽组织迁移，最终导致再次狭窄。

• 去除喉内增生性瘢痕不及时：或（和）去除黏膜过多易引起复发。

• 龙骨的喉内部分应当很薄以促进前联合的形成。必要的时候应用锯或钻头穿透钙化的软骨，或者用小刀以避免穿透喉腔。

■手术步骤

• 开放入路进喉。

• 了解喉的外部解剖，去除软组织后暴露甲状腺峡部，甲状软骨下缘，环甲膜，环甲肌肌腹。

• 甲状软骨中线上垂直高度的一半约为声带平面，这有助于前联合上喉蹼的定位。

• 甲状软骨前面的小凹是前联合 Broyle 韧带的标记点。

• **手术要点：分离胸骨舌骨肌，甲状舌骨肌，至距中线 2cm。**

• 在实验室中为了暴露可将带状肌全部去除。

• 用 15 号刀片垂直切开甲状软骨中线上的外软骨膜，然后用小刀及骨膜剥离子将其剥离至距离中线 1.5 ～ 2cm 处，术中应避免穿透软骨膜（图 18.1）。

• 在环甲膜上做一水平小切口，注意不要损伤环甲肌肌纤维（图 18.2）。

• 如果喉软骨广泛钙化，应使用锯或切割钻在甲状软骨前正中线上行喉正中裂开术，此过程中避免穿透内软骨膜及软组织（图 18.3）。

• **手术要点：环甲肌富含血管，一旦不小心切断很容易出血。**

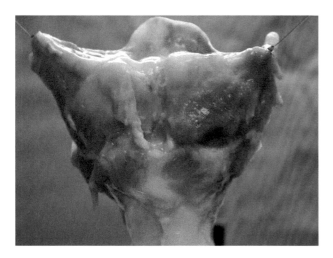

图 18.1　在垂直线上切开软骨膜，并向两侧分离 1.5 ～ 2cm。

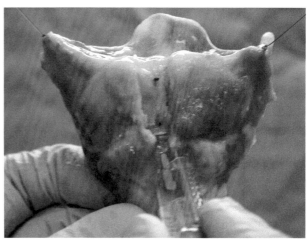

图 18.2　水平切开环甲膜，进入喉腔。

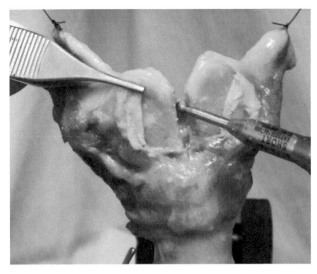

图 18.3　用耳科钻在甲状软骨板上做垂直正中切口，勿损伤下方的喉内黏膜及软组织。摆动锯的效果更佳。

- 从环甲软骨切开处进入气道，用 11 号刀片从下向上逐层切开正中软组织（甲状软骨未骨化的情况下）（图 18.4）。

- 助手用皮拉拉开甲状软骨切开术的切口下缘观察喉内，确保在中线上切开（图 18.5）。

- **手术技巧**：在实际临床工作中，谨记去除瘢痕的同时务必要保护好黏膜

- 市售的 T 形龙骨简便实用，但在实验室中可以用薄的具有延展性的物体（如铝箔）代替。

- 将 3 层 1.5～2cm 宽的长方形金属箔片按照喉的尺寸制作龙骨，将其折叠成 W 形，并将中间压扁形成 T 形。也可以切开硅箔片使用（图 18.6）。

- 将龙骨插入到甲状软骨与环甲膜之间，用 5-0 的尼龙线通过 8 字缝合的方式固定于甲状软骨切开术后的软骨上（图 18.7a-c）。

- 检查龙骨在腔内的位置。如果使用的是商用龙骨，应该将它放置在正中位置或者此时进行调整（在实验室里，缝合放置龙骨的时候需要适当的将其弯曲）。

- **手术要点**：成人喉蹼一般不需进行气管切开。术后患者需适应龙骨的存在，一般不存在呼吸困难，且声音接近正常。龙骨一般放置 3 周的时间。

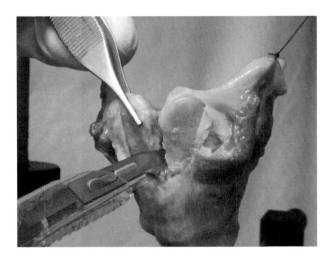

图 18.4　借助于皮拉更好地暴露甲状软骨切开术的术野。

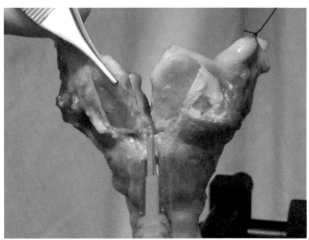

图 18.5　通过侧向牵拉甲状软骨有助于迅速切开声带（上面观）。

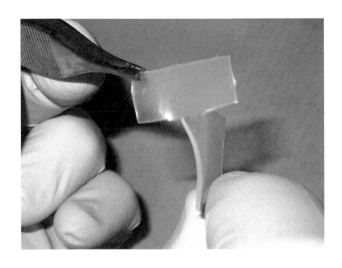

图 18.6　用硅胶板模拟制作 T 形龙骨。

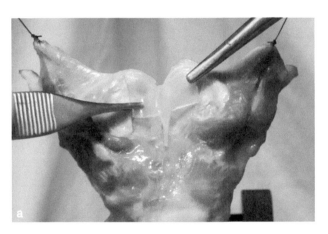

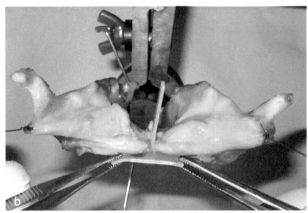

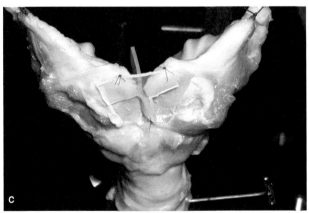

图 18.7a–c　(a) 插入龙骨后的前面观。(b) 插入龙骨后的上面观。(c) 龙骨插入及缝合的特写。尽管图中的龙骨模型不存在安放适不适合的问题，在实际临床工作中尽可能使龙骨安放合适。

参考文献

Dedo HH. Endoscopic Te on keel for anterior glottic web. Ann Otol Rhinol Laryngol 1979;88(4 Pt 1):467–473

Hsiao TY. Combined endolaryngeal and external approaches for iatrogenic glot tic web. Laryngoscope 1999;109(8): 1347–1350

Liyanage SH, Khemani S, Lloyd S, Farrell R. Simple keel fixation technique for endoscopic repair of anterior glottic stenosis. J Laryngol Otol 2006;120(4):322–324

McNaught RC. Surgical correction of anterior web of the larynx. Trans Am Laryngol Rhinol Otol Soc 1950;54th Meet ing:232–242

Montgomery WM. Management of glottic stenosis. Otolaryngol Clin North Am 1979;12(4):841–847

第 19 章

声门上蹼的治疗

Peak Woo

为将患者的自体组织移入声带膜部以更好地改善声音质量，我们将去除喉蹼后内镜下颊黏膜置入法分两步进行。第一步是去除喉蹼后内镜下放置颊黏膜。第二步去除贴附黏膜 2 周的硅胶片。使用内镜的优势在于，不需要开放切口，可以不进行气切，抑或在门诊即可完成。

■ 适应证 / 禁忌证

• 内镜下颊黏膜置入术适于治疗声带重度瘢痕而无质地柔软黏膜的患者。

• 内镜下激光切除声门型喉癌，开放性半喉切除术或喉外伤引起的声门上喉蹼。

• 禁忌证包括放疗史或伤口愈合不良（如糖尿病）的患者，其他包括喉暴露不佳及全身麻醉的风险，例如多合并症等。

■ 临床应用

关键点

• 与瘢痕上皮的二次愈合相比，将柔软黏膜置入手术缺损区更有利于组织获得振动的神经性能。

• 喉蹼可以明显地阻止声带肌膜前端振动，从而降低声带的功能。

• 成功放入植入物可以延长声带，使其产生振动，从而模仿正常的解剖。

易犯错误

• 操作前的术中评估很重要，需评估喉蹼大小及病因（如肿瘤，声门下狭窄）。

• 术中评估有利于术野的适当暴露。

• 合适的手术设备是至关重要的，因此可以保留足够的时间进行一些技术挑战。

■ 技术层面

关键点

- 需要正确地理解该操作的手术步骤。
- 过大或过小的植入物很容易获得。如果植入物过大可进行修剪，但植入物过小则会限制使用。
- 弧形望远镜可以帮助术者观察缝线从喉内部穿出喉外部缝合的过程。

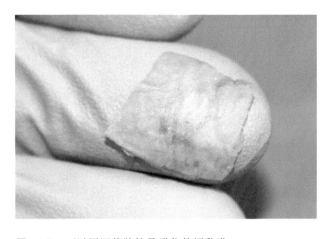

图 19.1　可以用甲状腺软骨膜代替颊黏膜。

易犯错误

- 不可吸收尼龙缝线在穿针过程中会变粗糙或被切断。为避免这一现象需要术者耐心及穿线的可视化。
- 确保将植入物放在声门中心位置。

■ 手术步骤

- 安置内镜

　　• 手术要点：放置支撑喉镜，手术的第一步是用锋利的器械或 CO_2 激光去除瘢痕。这样留下两个创面，其中一个用于置入。

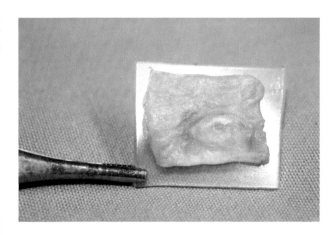

图 19.2　将颊黏膜平铺于硅胶片上。

- 在尸体上，该操作集中于植入物的放置。
- 将颊黏膜切成 1cm×1cm 的大小。在尸体上，可用肌筋膜或甲状软骨膜代替（图 19.1）。
- 将 0.7mm 厚的硅胶片切成 1.5cm×1.5cm 的正方形形状，平铺以利于颊黏膜的贴附。注意修剪边缘。
- 将颊黏膜平铺于硅胶片上，使两者表面相贴附，暴露颊黏膜的创面（图 19.2）。
- 通过缝合四个角的方式将颊黏膜缝到硅胶片上（图 19.3）。我们使用的是 500Chrom.Z 缝线。
- 2-0 的聚丙烯缝线穿过颊黏膜、硅胶片，然后通过硅胶片、颊黏膜退回后去掉缝针（图 19.4）。

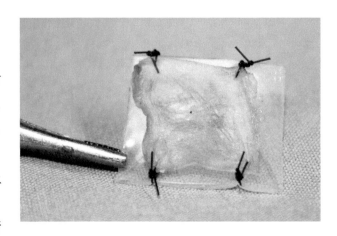

图 19.3　将颊黏膜的四个角缝合固定于硅胶片上。

• 上述线的两端应放置于颊黏膜的创面上，使其经过颊黏膜硅胶片形成一个回路。该线有利于颊黏膜贴附于创面。

• 用两个 20 号针头由外向内刺入喉，第一个针头穿过环甲膜、声门下，喉镜直视下进入略低于真声带膜性部分的中央（图 19.5）。

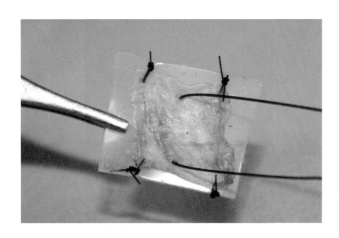

图 19.4 如果第一针穿过的是颊黏膜，一定要确保绕硅胶片半圈，这才是正确的进针方法。

• 第二个针头穿过甲状软骨进入室带（图 19.6）。

• 通过手术显微镜看到两个针头后，立刻向针头段注入生理盐水。

• 用上述的聚丙烯缝线将颊黏膜放入声门处，一定要保持植入物垂直放置于声带膜部。

• 用镊子使下面一条缝线穿过第二个针头，并拉出喉外（图 19.7a, b）。

• 同样的方法拉出上面的一条缝线（图 19.8）。

• 通过内镜观察，植入物放置于前联合处（图 19.9）。

• 从外部打结以将植入物固定（图 19.10）。

• 植入物应处于中线位置，并覆盖住相应的区域（图 19.11）。

• 手术要点：活体上，拉出外的缝线结并非直接打在皮肤上，而是打在另一块硅胶片上。这就形成了三明治的结构，由内到外分别为硅胶、颊黏膜移植物、声带、甲状软骨、皮肤及硅胶。

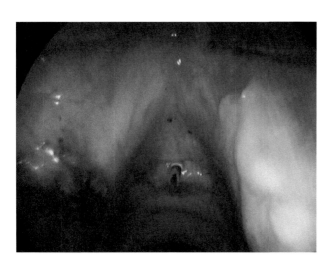

图 19.5 环甲膜处刺入第一个针头。

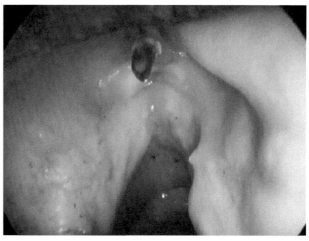

图 19.6 在真声带以上刺入第二个针头。

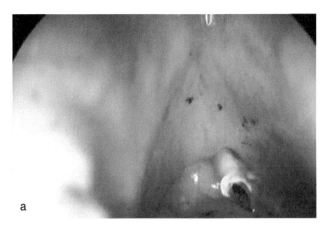

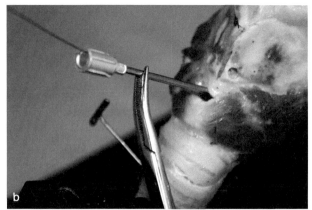

图 19.7a,b　(a) 内镜下在环甲膜水平将缝线穿过针头。(b) 缝线穿出喉外,注意小而短的针头要比图片中显示得方便。

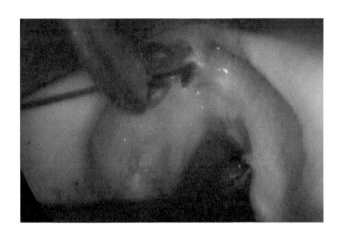

图 19.8　上面的一条缝线穿过上面的针头并穿出喉外。

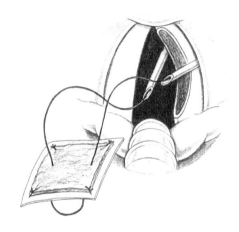

图 19.9　内镜下将颊黏膜 / 硅胶片递送至前联合。（摘自：Woo P. Phonosurgery techniques after partial laryngectomy. Oper Tech Otolaryngol—Head and Neck Surg 1999;10:53-60. 经许可后转载）

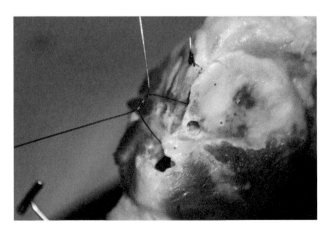

图 19.10　将两条拉出针头的线打结以固定颊黏膜 / 硅胶片。

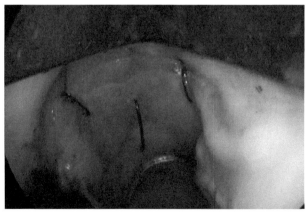

图 19.11　颊黏膜 / 硅胶片应紧紧贴附于前联合并在声门水平处于中间位置。

• 手术要点：两周后，患者入院在全麻下去除移植物并使用 CO_2 激光修整声带。

参考文献

Hsiung MW, Wang HW. Endoscopic buccal mucosal grafting to the anterior glottic web: a case report. Eur Arch Otorhinolaryngol 2002;259(6):287–289

Remacle M, Lawson G, Morsomme D, Jamart J. Reconstruction of glottic defects after endoscopic cordectomy: voice outcome. Otolaryngol Clin North Am 2006; 39(1):191–204

Shapshay SM, Wang Z, Volk M, Perrault DF Jr, Pankratov MM. Resurfacing of a large laryngeal wound with mucosa grafting: a combined technique using endoscopic suture and laser soldering. Ann Otol Rhinol Laryngol 1995;104(12):919–923

第 20 章

Ⅱ型甲状软骨成形术

Ichiro Tateya，Shigeru Hirano

Ⅱ型甲状软骨成形术是通过甲状软骨切开术及在甲状软骨板之间建一桥梁的方法来增加声带间的距离。

■ 适应证 / 禁忌证

• 该手术最常应用于内收肌型痉挛性发音困难；通过分离声带间的距离，减少内收肌的痉挛。明确单一性内收型痉挛性发声障碍（非外展型或混合型）的诊断十分重要。此操作在某些情况下对于混合型或震颤型痉挛性发音障碍有一定疗效。而对于肌紧张性发音障碍我们提倡语音疗法，而不首选该手术方式。

• 之前行喉手术或受喉外伤的患者由于解剖结构的变化被列为禁忌证。

■ 临床应用

关键点

• 该手术用于治疗内收肌型痉挛性发音困难。该操作的主要缺点是效果并非长久，只能维持 3 ～ 6 个月，需要定期注射。优点在于 2 ～ 5 年的随访期限内成功率为 92%。

易犯错误

• 早期的一些论文阐述了长期疗效差的观点，尽管文中并没有讨论疗效差的原因。手术成功与否完全取决于分离的甲状软骨板是否得到正确固定。内收型、外展型及混合型痉挛性发音困难的区分也极具有挑战性。喉震颤很难与痉挛性发音困难区分，其可单独存在，也可与痉挛性发音困难共存（震颤型痉挛性发音困难）。因此明确诊断存在些许障碍。

• 在美国，肉毒杆菌毒素仍然是术后护理的标准。许多外科手术（喉返神经切断，甲杓肌切除术，甲杓肌透热疗法）在治疗内收型痉挛性发声障碍方面已不能获得长期疗效。

■技术层面

关键点

• 该手术成功与否取决于切开的甲状软骨边缘在毫不费力的情况下达到声音清晰效果的时候是否不接近及是否能够分开一段时间。

• 使用由 Isshiki 开发的钛桥有助于维持软骨的分离（图 20.1）。在实验室中，可用甲状软骨翼上缘的软骨代替。

易犯错误

• 分离的软骨若固定不充分则长期预后差。

• 硅胶用作固定的材料质地太软，故不符合该手术对材料的要求。

• 前联合上方的黏膜很薄，易感染，如果不小心处理该处的内软骨膜，则很容易导致穿孔。

• 若前联合水平的软骨及内软骨膜分离太多则使声带变短，产生较低音调的声音。

■手术步骤

• 开放入路进喉。

> • 手术要点：在甲状软骨中点处水平切开皮肤，长约 3cm。

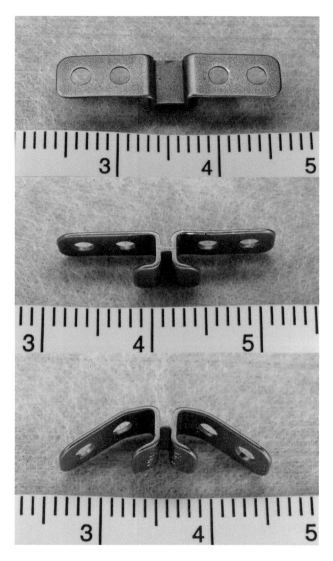

图 20.1　成品钛桥。

• 通过触诊甲状软骨峡及带状肌的白线确定正中位置。

• 手术中，将带状肌横向拉开，而在实验室中，为暴露喉部解剖，应去除所有的带状肌。

• 识别甲状软骨的软骨膜。用 15 号刀片切开甲状软骨中线上的软骨膜，范围是从甲状软骨切迹到其下边界（图 20.3）。

• 在甲状软骨中线上做一划痕（图 20.4），在该处用 11 号刀小心切开，如果软骨已骨化则用牙裂钻（图 20.5）。

· 手术要点：由于前联合上方的甲状软骨后的软骨膜很薄，在切开时，应先仔细切开上1/3，然后是下1/3，最后是中间1/3，以避免黏膜穿孔。

· 从甲状软骨嵴内面到甲状软骨下缘抬起内软骨膜至留有可以插入2个钛桥的空间（图20.6）。

· 手术要点：术中，分离甲状软骨翼板后患者的声音明显改善。通过监测患者的声音来决定甲状软骨分离的距离。一般2～6mm为宜，最常取3～4mm。

· 手术要点：注意不可过度分离前联合，否则会因缩短声带而导致声音低沉。

· 用钳子将钛桥折弯以适应甲状软骨翼板的形状后将钛桥分别放在甲状软骨的上下缘，并用4-0的尼龙线固定（图20.7）。

· 手术要点：不论多么小心，术中前联合水平的黏膜穿孔也是有可能发生的。如遇到此种情况，应将4～5mm宽的胸骨舌骨肌瓣缝至穿孔处的软骨上（图20.7）。

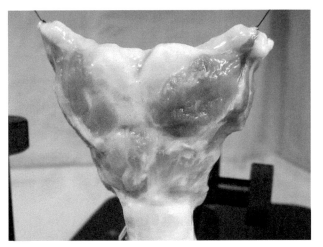

图20.2　去除带状肌后的喉前面观。

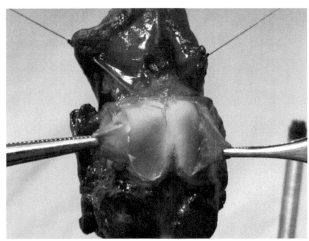

图20.3　从正中线上分离甲状软骨的软骨膜。

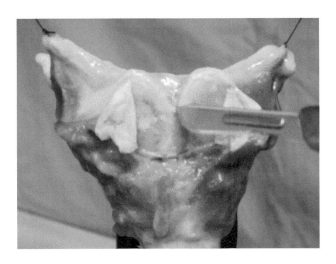

图20.4　在甲状软骨中线上划痕。一定保护好内软骨膜及黏膜，以防止穿孔入喉内腔。

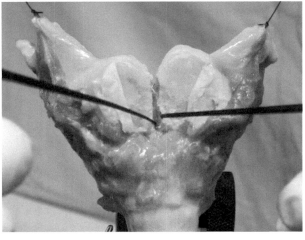

图20.5　将甲状软骨在正中线上分离。

■致谢

作者在此感谢京都大学的名誉教授 Nobohiko Isshiki 博士为本章提供了宝贵意见。

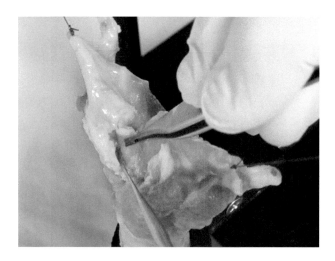

图 20.6 用剥离子分离甲状软骨内软骨膜。小心剥离以防撕裂软骨膜。

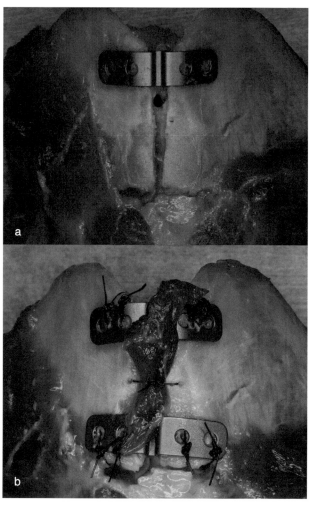

图 20.7a,b (a) 上面的钛桥（钛桥由 Isshiki 发明，美国专利 7090697）放置在甲状软骨上缘。在实验室中，可用甲状软骨代替，并固定到微型钢板或硅薄片上。(b) 下面的钛桥放置在甲状软骨下缘。如果黏膜穿孔，则需使用胸骨舌骨肌瓣修补。在实验室中，将肌瓣放置在如图位置并固定。

参考文献

Chan SW, Baxter M, Oates J, Yorston A. Long-term results of type II thyroplasty for adductor spasmodic dysphonia. Laryngoscope 2004;114(9):1604–1608

Isshiki N, Sanuki T. Surgical tips for type II thyroplasty for adductor spasmodic dysphonia: modified technique after reviewing unsat isfactory cases. Acta Otolaryngol 2010;130(2):275–280

Isshiki N, Tsuji DH, Yamamoto Y, Iizuka Y. Midline lateralization thyroplasty for adductor spasmodic dysphonia. Ann Otol Rhinol Laryngol 2000;109(2):187–193

Isshiki N, Yamamoto I, Fukagai S. Type 2 thyroplast y for spasmodic dysphonia: fixation using a titanium bridge. Acta Otolaryngol 2004;124(3):309–312

Sanuki T, Isshiki N. Outcomes of type II thyroplasty for adductor spasmodic dysphonia: analysis of revision and unsatisfactory cases. Acta Otolaryngol 2009;129:1297–1293

第 21 章

环甲关节半脱位术

Adam M. Klein

环甲关节半脱位术旨在改善声带张力差异患者的声音质量。最常见的情况是麻痹侧声带比正常侧的张力低。麻痹侧声带松弛可导致动态范围缩小，声带间谐音率及共振频率差异。张力的不同即声带振动频率不同，可导致复音（两种声音）的发生。患者大声说话易引起这种粗糙杂乱的声音质量。

■ 适应证 / 禁忌证

• 麻痹侧声带的张力降低是最常见的适应证。

• 麻痹侧声带的神经移植术实施前的 6 ～ 9 个月为禁忌证。该禁忌证适用于所有喉成形术（如甲状软骨成形术）。

• 喉的持续性创伤导致解剖结构扭曲为相对禁忌证，如遇此类情况应谨慎待之。

• 先前行喉部放疗不是禁忌证。

■ 临床应用

关键点

• 环甲关节半脱位术通过增加构状软骨与前联合间的距离恢复患侧环甲肌的功能。

• 可以联合构状软骨的手术一并进行，但是不能在活动声带上进行。

易犯错误

• 使用可吸收缝线或小于 2-0 的缝线，可能达不到预期效果。

• 缝线若进入气道管腔可能形成肉芽，故黏膜下缝合显得尤为重要。

• 缝线打结时过度收紧，将引起异常高亢的声音。

■技术层面

关键点

- 熟悉环甲关节的解剖结构。
- 如上所述，黏膜下缝合尤为重要，以防产生肉芽。

易犯错误

- 小心处理甲状软骨下角，以防骨折。
- 环状软骨黏膜下层缝合应向前，以产生所需的拉紧的效果。

■手术步骤

- 开放入路进喉。
- 从舌骨到环状软骨水平分离带状肌，暴露患侧甲状软骨的后外侧（图 21.1）。

> • 手术要点：手术开始时患者需要足量的镇静剂，当甲状软骨暴露后需减少镇静剂剂量（犹如甲状软骨成形术），以此通过患者声音的反馈来进行手术的操作。

- 暴露患侧甲状软骨下角（图 21.2）。
- 用 Mayo 剪刀将环甲关节半脱位，并确认关节分离（图 21.3a, b）。
- 用 2-0 的聚丙烯缝线绕过甲状软骨下角并打外科结，不剪线留下缝线两端（图 21.4）。
- 暴露环状软骨前面观的中线位置，将上述 2-0 的缝线由上往下的方向穿过环状软骨体，至在软骨下缘穿出（图 21.5）。注意要在黏膜下进行，避免进入气道。
- 交叉缝线的两端，通过扎紧松开来观察：①甲状软骨下角与环状软骨之间的关系；②杓状软骨与前联合间的关系；③同侧的真声带（图 21.6）。当达到所需的长度或声学效果时打结（图 21.7）。

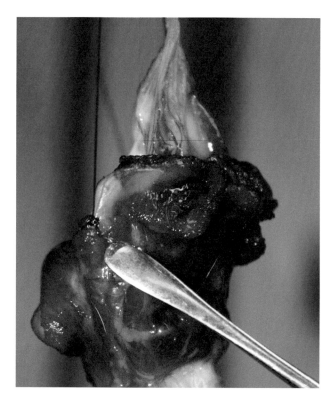

图 21.1 暴露右甲状软骨翼板的后面观。剥离子指示甲状软骨翼板。

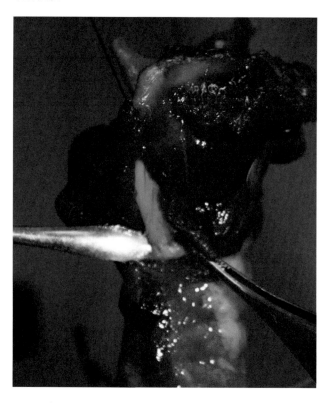

图 21.2 沿着甲状软骨突起的一半将咽下缩肌分开至甲状软骨下端。剥离子指示环甲关节。

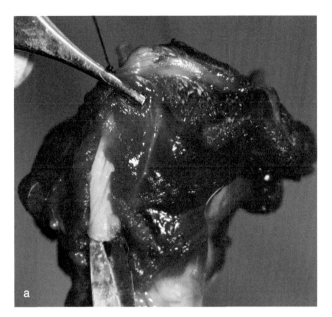
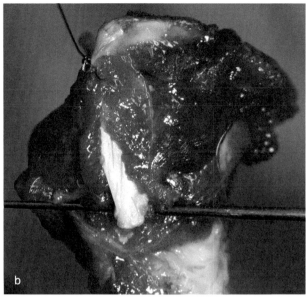

图 21.3a,b　(a) 剪刀（常用弯剪刀）剪开环甲关节。大口径的剪刀可能会弄碎甲状软骨下角。该操作是将剪刀插入关节间隙，从而使环状软骨及甲状软骨易分离。(b) 轻轻分离环状软骨和甲状软骨。该图演示整个过程。

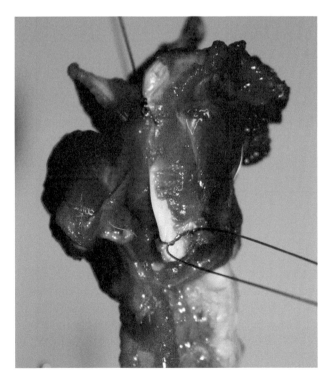
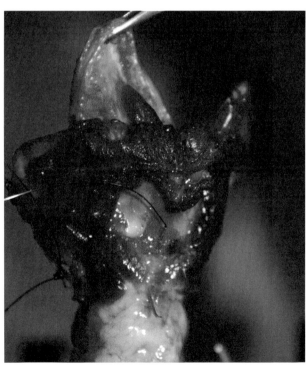

图 21.4　2-0 的聚丙烯缝线绕过甲状软骨下角，系外科结。中间的软组织不要系在里面。

图 21.5　上述缝线在正中位置从上到下在黏膜下穿过环状软骨。

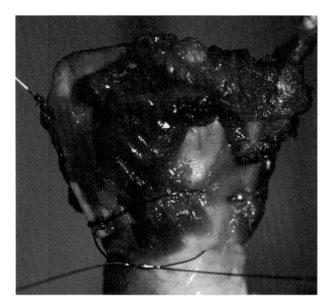

图 21.6 缝线准备收紧，以测试对声带张力的影响。显然，在实验室中不存在声音反馈的现象。手术室中，可以根据声音反馈来使缝线收紧到相应位置。

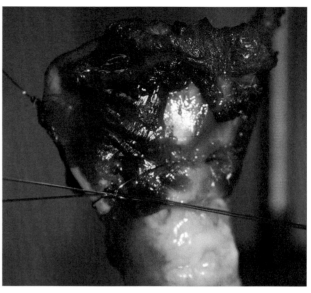

图 21.7 图中缝线已收紧。注意这里使用的是滑结，以便于进一步调节张力。一旦调节好张力，应当如图所示固定在当前位置。

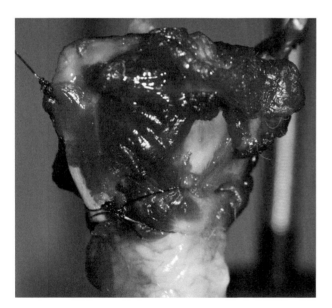

图 21.8 效果满意后，剪线。

• 一旦达到所需的张力，剪断缝线（图 21.8）。

参考文献

Zeitels SM. New procedures for paralytic dysphonia: adduction arytenopexy, Goretex medialization laryngoplasty, and cricothyroid subluxation. Otolaryngol Clin North Am 2000;33(4):841–854

Zeitels SM, Hillman RE, Desloge RB, Bunting GA. Cricothyroid subluxation: a new innovation for enhancing the voice with laryngoplastic phonosurgery. Ann Otol Rhinol Laryngol 1999;108(12):1126–1131

第 22 章

甲状软骨微型手术

Clint T. Allen , Randal C. Paniello

经鼻喉镜取真声带（TVF）的病理会形成喉腔内黏膜切口进而引起声带黏膜的瘢痕。声带瘢痕及声带沟的处理是一个新的挑战，经鼻喉镜在合适的位置上使旧瘢痕变新瘢痕。为了解决这个问题，Gray等人于 1999 年引进了甲状软骨微型手术的概念，该手术从外部入路，并在真声带的浅表固有层（SLP）装置检测仪器，从而避免喉内黏膜切口的方法。去除瘢痕后，如果创面上没有放上植入物则很容易导致瘢痕复发。移入的软组织既可以预防瘢痕复发又可以增加声带的体积或修整声带的边缘。

该操作的目的是通过甲状软骨进入声带固有层，而不损伤声带或喉腔上皮。术后，改变固有层的特性，如形状、位置、数量或（和）柔韧性。这些措施旨在改善声门闭合情况进而改善发声。

■ 适应证 / 禁忌证

• 常见的适应证包括声带瘢痕、II 型或 III 型声带沟变异、声带萎缩（如老年性萎缩）。

• 在声带萎缩的患者，将脂肪或筋膜填入浅表固有层可以使真声带恢复形状、位置、数量或（和）柔韧性，该操作可以双侧进行。

• 浅表固有层的粘连（如声带沟或侧向瘢痕）可以干扰黏膜波，该种病变为适应证。

• 喉暴露不良会影响手术的进程。

• 喉放疗、开放性手术或喉内镜手术不一定为禁忌证。应考虑到任何可以改变喉部解剖的情况，如医源性或创伤损伤，故应小心护理。

• 该手术在全麻下进行，或者是在注射清醒镇静剂或局麻药后清醒的情况下手术。皮肤切口越小，愈合越好。

■ 临床应用

关键点

• 甲状软骨微型手术装置的妥善放置对于固有层的解剖至关重要。穿过甲状软骨的 30 号针头取景器可以引导术者通过内镜评估术野是否在真声带水平。

• 熟悉用卡尺测量喉解剖位置间的距离很有帮助。谨记甲状腺凹与甲状软骨下缘连线中点的内部对应声带上面的位置。

• 通过纤维喉镜或望远镜观察声带进而了解固有层。借助于摄像设备将望远镜里的图像投影到监视器上。

易犯错误

• 该操作中，在固有层中放置装置易造成真声带黏膜穿孔。如果是小穿孔，可用一部分软骨膜瓣包绕装置穿过甲状软骨窗口。如果是大穿孔或真声带黏膜撕裂，仍旧要放入植入物，但术后植入物被挤压如气道的风险加大，故要密切随访。

• 如果窗口过于靠近中线位置，可能因损伤前联合及甲状软骨板的连接处（Broyle 韧带）而使声带失去张力，应尽量避免该情况出现。

■ 技术层面

• 开窗时不要做任何损伤喉内上皮及声带的动作，如钻头不能推入得太牢固。关键不要使用过于锋利的器械，以免上皮接触器械尖端时造成撕裂。

• 注意，耳科鳄鱼夹一边活动，一边是固定的。需要在窗口打开时，应先定位可移动的一边，然后横向打开，即远离黏膜边缘，避免穿孔。

■ 手术步骤

• 开放入路进喉。

> • 手术要点：在分离浅表固有层时可以对喉腔进行可视化。麻醉的方法决定对喉腔可视化方法的选择。如果是在局麻或监护麻醉下进行手术，需要借助于纤维喉镜。如果是在全麻下进行，则需支撑喉镜达到可视化的效果。为使可视化达到良好的效果，则应同时使用显微镜。全麻可以更好地限制患者的活动，这样有利于避免小失误。

• 中线上分离舌骨下带状肌，暴露甲状软骨。

• 在甲状软骨软骨膜上做垂直切口，然后平行于甲状软骨下缘做水平切口形成三角软骨膜，抬起软骨膜进而暴露下面的甲状软骨，用剥离子轻轻抬起该瓣膜（图 22.1）。

> • 手术要点：瓣膜宁大勿小，以防在下面的操作中不好控制。

• 甲状软骨中点横向 3～4mm 与距甲状软骨下缘纵向 3～4mm 的交点为甲状软骨切开术的中心。全层切开甲状软骨可以通过带有 3mm 或 4mm 切割钻的耳科钻轻轻按压直至内皮层完全切开（图 22.2，图 22.3）。

• 钻孔的方向尤为重要。钻头应斜向甲状软骨（图 22.4），而非垂直于甲状软骨（图 22.5），保证与真声带处于同一长轴方向，这也确保了开窗后外科器械在平行于浅表固有层的平面穿过。

• 用耳科器械穿过窗口分离软组织。

• 先用钝尖的耳科器械如 45° 探头轻轻解剖浅表固有层（图 22.6，图 22.7a, b）。为达到更好的定位，将仪器穿过窗口使声带可视化（图 22.8）。窗口定位适当，立即将探针放至真声带黏膜下。

> • 手术要点：如果声带弯曲或萎缩，则用小鳄鱼夹沿声带突分离浅表固有层达到扩大固有层的目的。

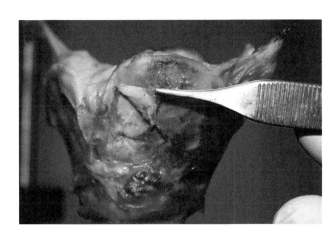

图 22.1　用锋利的刀片勾勒出三角形瓣膜的边界，然后提起瓣膜，如图所示，用剥离子剥离。

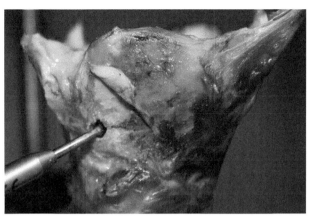

图 22.2　用耳科钻开窗。注意避免因用力过猛而致喉黏膜穿孔或损伤声带，引起出血或其他终止操作的现象出现。应用钻头慢慢钻。

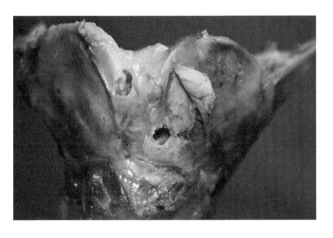

图 22.3　创建的窗口应以偏离同侧声带中线 3mm 为中心的区域进行操作。

> **·手术要点**：在瘢痕或声带肌缺损的患者，往往需要一个鸭嘴样的剥离子或 Bellucci 弯剪刀分离黏膜深面及声韧带或甲杓肌之间的黏附。使用弯曲的器械可以降低黏膜穿孔的风险（图 22.7c）。

·对于粘连严重的患者，可使用直的器械将瘢痕与覆盖的黏膜分离，最终用小 Bellucci 剪刀或鳄鱼夹将黏膜连通。

·在实验室中，可用前带状肌或甲状软骨膜充当植入物。用无齿镊夹住一小块组织（图 22.7d）。

鳄鱼镊开口只在一个方向上打开。确定好方位后，固定侧向内，移动侧向外打开镊子，以防黏膜穿孔（图 22.7c）。用鳄鱼夹夹口将植入材料沿着声带的内、内下方植入浅表固有层。

> **·手术要点**：尽管 1～2ml 的脂肪即可达到填充的目的，仍会取长 1～2cm、宽 2～3cm 的脂肪填充，原因是该形状正好与分离后的间隙相符。也可以使用其他材料，但脂肪是最佳的自体材料。

·植入脂肪的过程及真声带的内侧游离缘均可通过喉镜可视，术中要保持气道通畅。一般矫正 30%～50% 的空隙是可取的（图 22.9）。

·如果双侧声带萎缩，两侧需尽量植入相同数的脂肪。此类情况如果过度矫正，可能会引起声带的前半部分靠近中线。

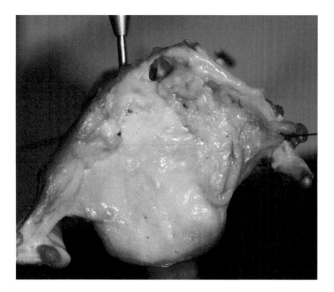

图 22.4 钻头正确放置的上方视图即应平行于声带方向。

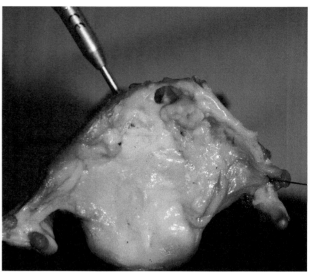

图 22.5 钻头错误放置的上方视图即垂直于声带方向。该种错误将导致器械无法进入声带，并使得医生对声带的定位错误。

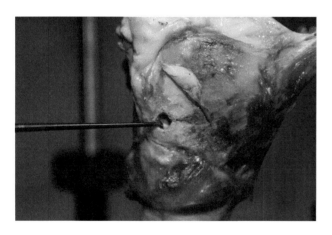

图 22.6 分离声带浅表固有层时用到小的耳科器械，如鳄鱼钳，45°钝性探头或直探头，以及鸭嘴状剥离子。一般情况下，在声带上皮下的器械的尖端可以通过望远镜看到。注意不要穿透上皮。

• 在黏膜下形成"口袋"，将脂肪沿声带内侧／内下侧植入对于表面形成黏膜波至关重要（图 22.10）。

• 手术要点：用骨蜡（首选）或纤维蛋白胶封住窗口（图 22.7e）。若封口不及时，则脂肪会迅速流出。在用骨蜡封口前患者应维持在适当的位置。

• 用软骨膜瓣覆盖在窗口处（可选）。

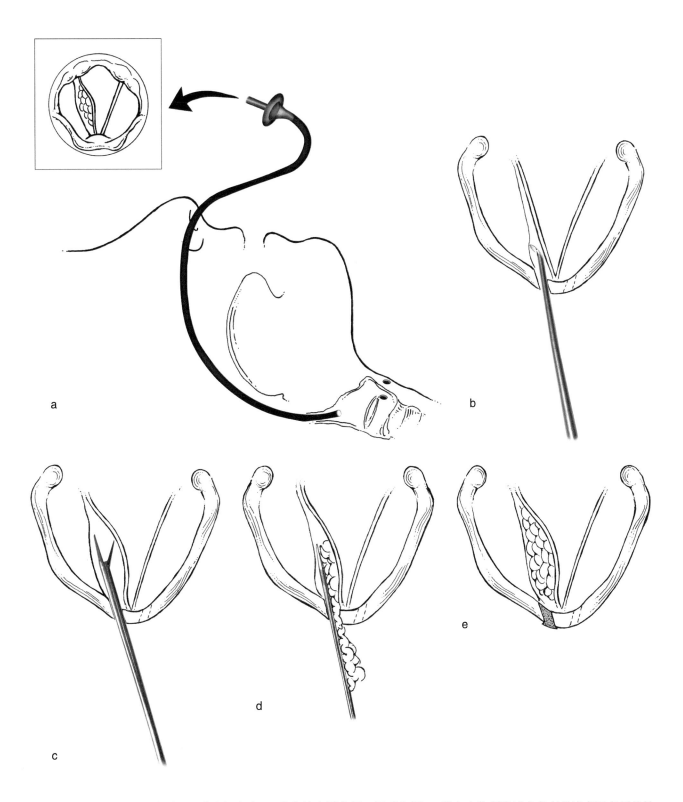

图 22.7a–e (a) 用 45°探头 (b) 或小鳄鱼夹 (c) 分离浅表固有层。用无齿镊 (d) 植入自体脂肪填充真声带浅表固有层的轮廓 (e)。（摘自：Paniello RC. Sulica L , Khosla SM, Smith ME. Clinical experience with Cray's minithyrotomy procedure. Ann Otol Rhinol Laryngol 2008; 117(6):437-442. 经许可后转载）

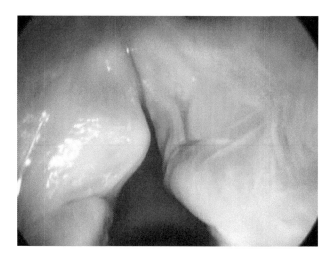

图22.8 内镜下观察声带内侧表面被耳科器械的尖端顶起。

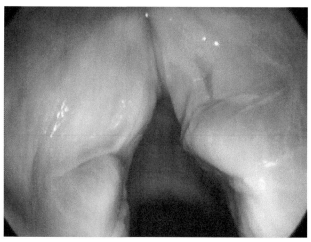

图22.9 植入物植入后左侧声带内表面视图。在实验室中，甲状软骨膜、带状肌或周围脂肪可用作植入物。

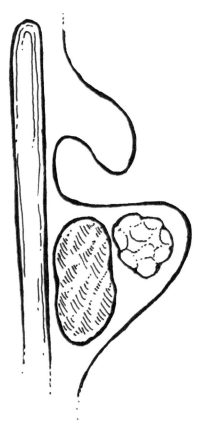

图22.10 浅表固有层口袋及植入物内侧／内下方位置的轴向视图。TVF 的内侧／内下方的位置是产生黏膜波的关键位置。(摘自：Paniello RC, Sulica L, Khosla SM, Smith ME. Clinical experience with Gray's minithyrotomy pro¬cedure. Ann Otol Rhinol Laryngol 2008; 117(6):437-442. 经许可后转载）

参考文献

Gray SD, Bielamowicz SA, Titze IR, Dove H, Ludlow C. Experimental approaches to vocal fold alteration: introduction to the minithyrotomy. Ann Otol Rhinol Laryngol 1999;108(1):1–9

Paniello RC, Sulica L, Khosla SM, Smith ME. Clinical experience with Gray's minithyrotomy procedure. Ann Otol Rhinol Laryngol 2008;117(6):437–442

Tan M, Bassiri-Tehrani M, Woo P. Allograft (Alloderm) and autograft (temporalis fascia) implantation for glottic insufficiency: a novel approach. J Voice 2011;25(5):619–625

第6篇

喉癌手术

第 23 章

声门上喉切除术

Vaibhav Sharma，Martin A. Birchall

开放性声门上喉切除术可以通过经皮入路将声门上喉移除，保留声带和杓状软骨，使患者能够完成正常的发音。

■ 适应证 / 禁忌证

- 一般手术指征为局限于声门上的喉肿瘤。
- 少数情况下，由于肿瘤或放射线照射导致的声门上喉狭窄也适用。
- 在选择患有严重肺部疾病和（或）吞咽功能严重受损的病例进行手术时需慎重，因为该手术会降低吞咽过程的安全性，使患者面临反复发作吸入性肺炎的风险。

■ 临床应用

关键点

- 术前疾病分期至关重要，联合应用计算机断层扫描和喉内镜检查来辅助评估该手术方式对肿瘤的可切除性。
- 肿瘤跨过喉室到达声门或侵犯舌骨上会厌以及杓状软骨活动受损时，若采用声门上喉切除术可能会切除不完全。在内镜检查疾病分期时，广角放大喉镜有助于评估肿瘤的侵犯程度。有些病例肿瘤发展迅速，因此手术前应当重复喉镜检查。
- 告知患者，为完整切除肿瘤，可能需扩大手术范围。
- 术前、术后言语治疗对吞咽功能的恢复和评估较为重要。
- 可以选用内镜下声门上喉切除术或者进行开放性手术。
- 也可以选用放疗或化疗。

易犯错误

- 吞咽功能的恢复非常重要。误吸可由喉腔管腔扩大导致。

- 当出现反复发生的吸入性肺炎时，可能需要做全喉切除术。虽然通常仅需行扩大切除［扩大声门上喉部分切除（包括杓状软骨及舌根），环状软骨上喉部分切除术］。

■ 手术步骤

- 将喉提起来固定以适合剖视。
- 沿甲状软骨上缘切断胸骨舌骨肌、甲状舌骨肌等舌骨下肌。
- 在甲状软骨上缘切开软骨膜，向下剥离至甲状软骨中部（图23.1）。
- 声带水平大约位于甲状软骨垂直高度的中点处（图23.1）。
- 在声带前联合甲状软骨投影的上方1cm处做一横的标线，向两侧后方延伸，直至甲状软骨上角发出处，向内进入喉室。
- 用小刀和矢状切开锯沿刚才画的标记线切断甲状软骨（图23.2）。

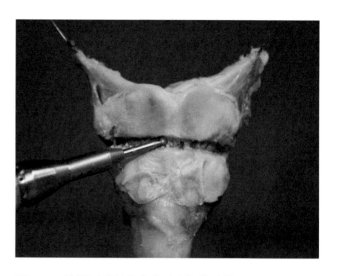

图23.2 该图显示虽然在实验室操作时使用了耳科电钻，但是无论是在实验室操作还是实行手术，使用摆锯在声带上方的位置切断甲状软骨很方便。

- 手术要点：切断甲状软骨时需两侧对称切除，不应在舌骨基底部和声门间旋转。

- 喉切开术是在舌骨水平上方的会厌谷进行的，实验室条件下，通常在固定喉标本前舌骨就已经被切除，所以该操作步骤没有在此展示。但是，可以将带有完整舌骨的尸喉标本固定好，来练习此步骤。
- 根据肿瘤的范围和程度切除患侧肿瘤，侧切缘和后切缘分别距离肿瘤至少0.5cm，下切缘距离肿瘤下缘0.2cm，正如下面"手术要点"中提到的，保留下来的未被侵犯的声门上组织虽然理论上并不需要切除，但是实际上保留这些组织对吞咽功能的恢复是不利的。
- 切缘立即转向前到杓状软骨前端（图23.3），然后用尖刀切开（图23.4）。
- 这时可以看到声带上方的切缘线，用尖刀切开（图23.5）。一旦一侧的软组织被水平切开，就可以按同样的水平线切除对侧软组织（图23.6）。

- 手术要点：保留下来的未被侵犯的室带对吞咽功能的恢复是不利的。

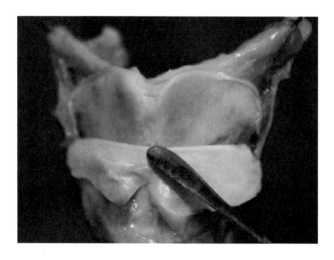

图23.1 带状肌切除后尸喉前面观。在甲状软骨上缘切开软骨膜，向下剥离至甲状软骨中部。剥离子指向了甲状软骨切迹与甲状软骨下缘间的垂直中点，该处在喉内部与声带上缘对应。

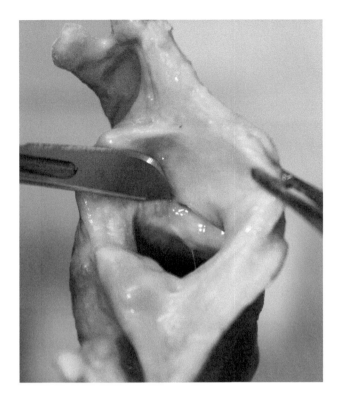

图 23.3　尸喉上方侧面观。镊子夹持会厌残端，为了方便展示会厌上方大部分已经被切除。手术刀放在左侧杓状软骨旁，其尖端位于喉室后缘。

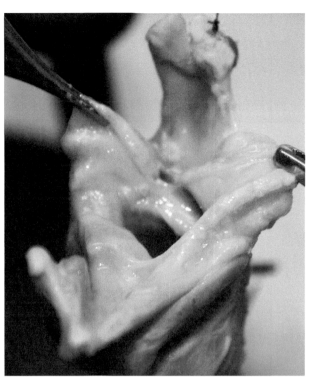

图 23.4　在左侧杓状软骨前端从上至下做一切口，保留杓状软骨。

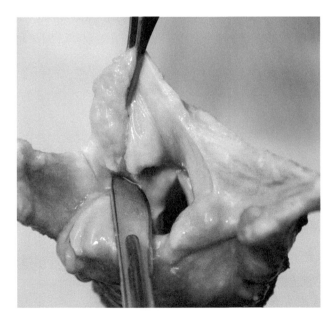

图 23.5　尸喉上方后面观。手术刀从后往前沿左侧声带上方切断，右侧也应用相同的方式切开。

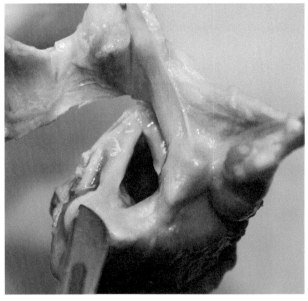

图 23.6　尸喉后上方观。钳子夹持声门上方要切除的组织，可以清楚地看到声门区与声门上区切缘。

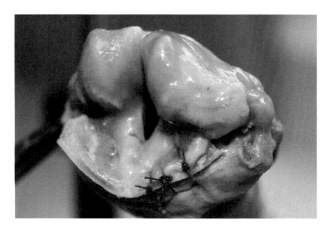

图 23.7 尸喉上方前面观。将喉室黏膜与甲状软骨上方切缘间断缝合。

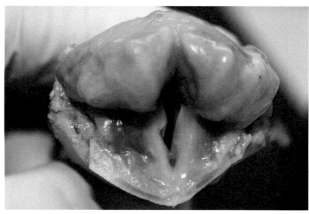

图 23.8 尸喉声门上喉切除术后。图片下方为喉前联合，可以看到双侧杓状软骨和声带都被保留。

• 用三针 4-0 薇乔缝线将外侧喉室黏膜缘与暴露的甲状软骨上切缘缝合起来（图 23.7）。

• 将残留的甲状软骨与舌骨拉近缝合，使用非可吸收缝合线如 2-0 聚丙烯缝线每侧固定 3 针。在甲状软骨板上打洞时可能需要钻头辅助。由于尸喉标本已经移除了舌骨用于展示其他手术步骤，所以该步骤没有在此展示。

• 切除完毕后，杓状软骨和声带应该是保持完整的（图 23.8）。

• 手术要点：颈部需保持前屈位 3 天。

参考文献

Ambrosch P, Kron M, Steiner W. Carbon dioxide laser microsurgery for early supraglottic carcinoma. Ann Otol Rhinol Laryngol 1998;107(8):680–688

Rinaldo A, Ferlito A. Open supraglottic laryngectomy. Acta Otolaryngol 2004;124(7):768–771

Weinstein G. Organ Preservation Surgery for Laryngeal Cancer. San Diego, CA: Singular Publishing Group; 2000

第 24 章

环状软骨上喉部分切除术

Ollivier Laccourreye, Gregory S. Weinstein , Christopher Holsinger

环状软骨上喉切除术是一类专门针对某些特定喉癌病例的开放性手术，其目的是在完整切除喉部恶性肿瘤的同时，保留喉的发声、呼吸和吞咽功能，且不需要永久性气管造瘘。

■ 适应证 / 禁忌证

• 环状软骨上喉部分切除术（SCPL）目的是切除特定的早期或进展期，即肿瘤分期为 T1b-T3 期喉肿瘤（在此分期内的声门型、声门上型以及跨声门型肿瘤）。

• SCPL 肿瘤切除禁忌证包括：

– 原发于声门上或声门下的肿瘤；

– 肿瘤侵犯杓间区或后联合；

– 肿瘤累及双侧杓状软骨黏膜；

– 肿瘤侵犯达到环状软骨上缘；

– 肿瘤侵犯舌骨和（或）环状软骨；

– 会厌前间隙明显受侵，临床上表现出会厌谷黏膜下隆起或病变突破了甲状舌骨膜；

– 杓状软骨固定者；

– 肿瘤侵出喉外者。

■ 临床应用

关键点

• 环状软骨舌骨会厌固定术（CEHP）用来治疗声门型喉癌，环状软骨舌骨固定术（CHP）可以治疗声门上型喉癌，也可以治疗跨声门型喉癌。

技术要点：

• 声带固定者需完全切除同侧杓状软骨，以达到对同侧声门旁间隙完全和扩大切除的目的，这对肿瘤局部控制很关键。

• 术后新声门重建时，应当重建一个 T 形新声门，不是三角形前后位的新声门。因此，包括声带和室带在内的环杓单元在内任何组织即使没有肿瘤侵犯也都一定要切除。

• 术前不要忘记插鼻胃营养管，因为正常吞咽功能大约需要 1 个月才能恢复。

易犯错误

- SCPL 时至少保留一侧的环杓单元（环杓关节、上方和下方喉神经，环杓侧肌和环杓后肌），术后才有发声和吞咽的可能。在切除患侧肿瘤时需注意：①断离环杓关节时避免损伤下方喉神经；②切断杓会厌襞时避免损伤上方喉神经。

■技术层面

关键点

- 在尸喉上练习该操作非常实用，因为这期间需要完成许多步骤，且每一步骤都要小心和思考。

易犯错误

- 操作过程中避免损伤喉返神经和喉上神经，这对保留杓状软骨活动性和喉内感觉有重要意义。

■手术步骤

- 将喉提起来固定以适合剖视。

第一步：暴露

- 手术要点：在胸骨上切迹上方约 2cm 处切开皮肤做一标准的皮瓣，沿乳突尖向两侧延伸扩大切口，如做单侧，分离一侧即可。然后，在切口中心部位行气管切开。

- 掀起皮肌瓣，向上分离至舌骨上 1cm。

- 手术要点：切开白线，切除中央区淋巴结。若怀疑淋巴结转移，可以做冰冻切片，若该处有淋巴结转移需行双侧 II-III 区淋巴结清扫。

- 切断甲状腺峡部，通常为避免因气管切开处套管引起的术后出血，需要结扎并切断甲状腺下动脉。

- 用手指紧贴颈段气管前壁轻轻松动气管，不要阻断气管侧壁和后壁的血液供应。

- 手术要点：沿甲状软骨上缘切断并结扎颈前静脉，分离胸骨舌骨肌和甲状舌骨肌。甲状软骨斜线处切断胸骨甲状肌，并结扎和切断喉中段血管。

- 手术要点：旋转喉，暴露咽缩肌，沿甲状软骨侧缘切断咽缩肌，然后像行全喉切除术一样游离梨状窝内侧黏膜。

- 手术要点：行双侧环甲关节脱位，需远离甲状软骨下角避免损伤深面的喉下 / 喉返神经。

第二步：切除

- 沿环状软骨上缘水平切开环甲膜（图 24.1），这有助于探查肿瘤下缘，此处容易看到放置的气管内套管，方便肿瘤切除。

- 环状软骨舌骨会厌固定术是在会厌前间隙与舌骨下会厌中间即紧贴甲状软骨上缘会厌茎的上方横行切开（图 24.2）。环状软骨舌骨固定术是在舌骨下缘舌骨会厌内侧和外侧韧带附着处将该韧带切断，该操作切除了会厌前间隙，更好地暴露了会厌谷黏膜，然后在舌骨底部将黏膜切断。

- 用单极电凝止血。

- 接下来达到患者头侧以获得更好的视野。

- 断开环甲关节后游离甲状软骨下角（图 24.3）。由于喉返神经入喉后走行于环甲关节后方，为减少损伤该神经的机会，应当在环甲关节上方离断甲状软骨下角（图 24.4，图 24.5）。

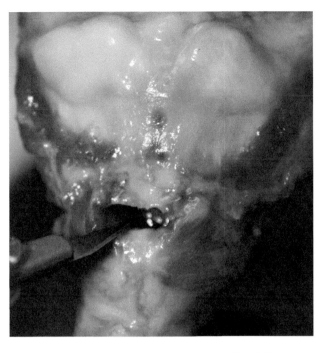

图 24.1 在环状软骨上缘行水平中线环甲膜切开术。

- CHEP 时从切断室带开始，CHP 时从构会厌皱襞开始，依次切除声带，向下达健侧构状软骨体前端上缘水平，直至环状软骨上缘（图 24.6）。

- 将上述竖直切口与中央环甲膜切开口会合。在环状软骨上缘切断环甲肌和声门下黏膜（图 24.7）。此时，双手掰住甲状软骨，并像打开书一样把它掰开，根据肿瘤部位旋转喉部，充分暴露肿瘤（图 24.8）。

- 甲状软骨下缘的切口将沿着对侧的环状软骨上缘进行切割，直到与竖直切口会合（CHEP 时竖直切口穿过室带和声带，CHP 时竖直切口穿过构会厌皱襞和声带）（图 24.9）。

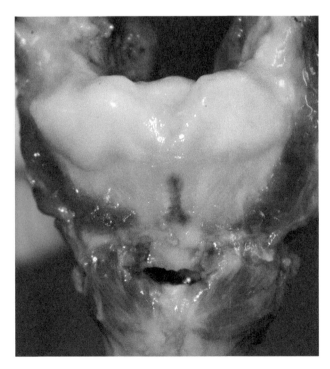

图 24.2 环状软骨舌骨会厌固定术是在会厌前间隙与舌骨下会厌中间，即紧贴甲状软骨上缘会厌茎的上方横行切开。

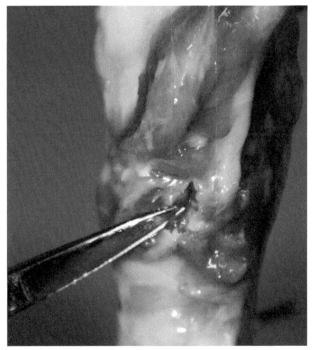

图 24.3 此标本中左侧甲状腺下角已经游离，不要在环甲关节后方将其断开，这很容易损伤到喉返神经。

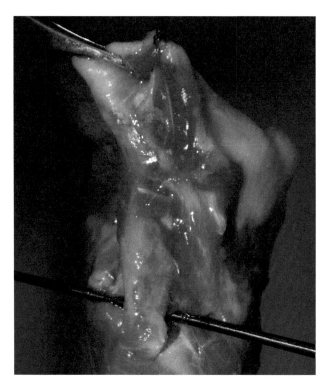

图 24.4 在环甲关节上方游离甲状腺下角。

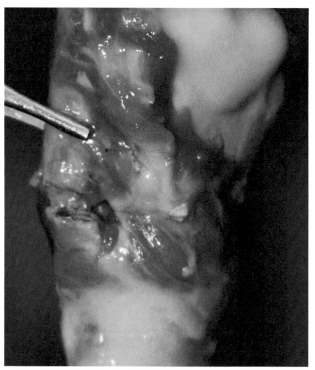

图 24.5 用剪刀将甲状软骨下角剪断，使得甲状软骨板后方组织可以活动。在此操作中，两侧下角均切断。

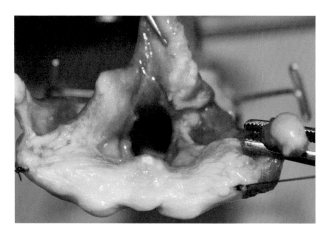

图 24.6 从上方观察喉部，钳子正夹住左侧杓状软骨及肌肉，穿过室带和声带在杓状软骨及肌肉前端迅速剪开，可见环状软骨上缘。

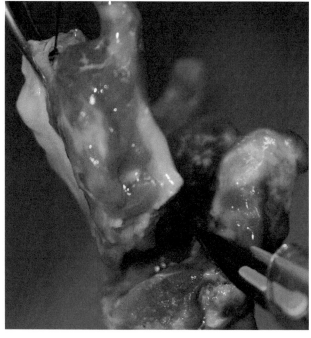

图 24.7 从前面观察喉部，可以看到沿环状软骨上缘做的竖直切口。

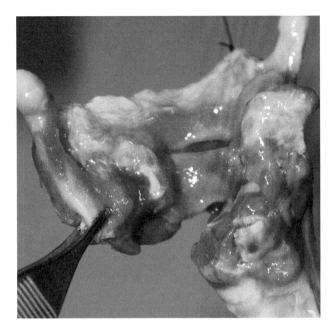

图 24.8 喉标本已经掀到右侧来以便更好地观察喉内部。可以在竖直中线上将甲状软骨打开，这样更容易观察喉内部，在实验室也可以这样训练。

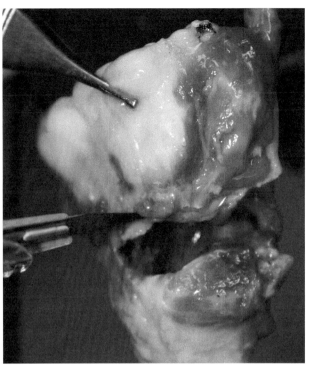

图 24.9 下方切口沿环状软骨切开，如图中所示在右侧沿环状软骨上缘切开，直到与穿过室带和声带的右侧杓状软骨前端竖直切口会合。

- 切下组织标本，并观察（图 24.10）。

- **手术要点**：患侧杓状软骨是否切除，要根据术中肿瘤的浸润范围及程度以及术前对喉活动性的评估（即杓状软骨和声带的活动性）来决定。切除杓状软骨时要求术者将声门旁间隙包括环杓侧肌和表面的环甲肌全部切除。若杓状软骨被切除，那么保留杓间肌、杓状软骨后部黏膜及小角软骨对重建"新杓状软骨"，减少术后误吸具有重要意义。同样在 CHEP 时，要对切下来的标本进行双侧检查，确保黏膜完整无残留（特别是要切除 Morgani 憩室），以防止术后喉气囊肿形成。

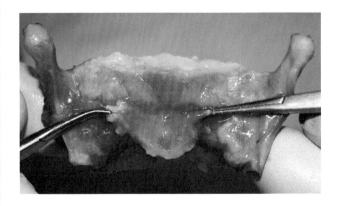

图 24.10 从后面观察切下来的标本，可以看到标本整个环绕着甲状软骨（除残留的甲状软骨下角外），会厌下部以及声带和室带，这些可以在 CHEP 中看到。

第三步：重建

- 由于切除甲杓肌后喉部结构会摇晃并向后倾斜，所以需要先将杓状软骨对位再固定喉部结构。

对位杓状软骨时，在声带突上方杓状软骨前缘置 1~2 针 3-0 薇乔缝线，并将其缝合到环状软骨前缘（图 24.11a，b）。

• 在双侧声带均保留的情况下，为能够打开新声门，应将缝线缝合到环状软骨外侧段。若一侧杓状软骨已完全切除，应将置于残余杓状软骨的缝线缝合到环状软骨前弓上，以减小因对侧杓状软骨切除后导致的声门裂隙（图 24.11b）。同样方法也适用于一侧小角软切除时的情况。用保留下来的杓状软骨后黏膜与杓状软骨切除侧的小角软骨可以重建新的非活动的杓状软骨，这样可以减少误吸的风险（图 24.12，图 24.13）。

• 将咽下缩肌及其肌筋膜与外侧甲状软骨板分离开，预置缝线为后面前移做准备（图 24.11c, d）。

• 将气管切开口与皮肤切口对合，如果术后拔管出现呼吸困难，可以轻松地切开造口。将预置缝线拉紧，患者头部恢复到正常体位。

• CHP 是把舌根、舌骨与环状软骨固定缝合，

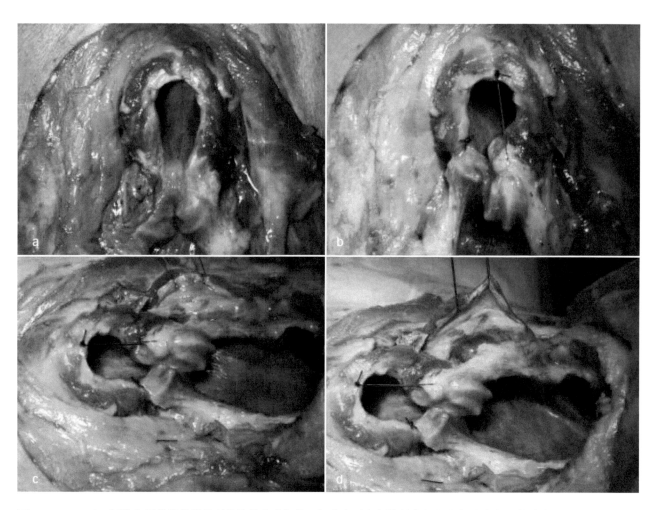

图 24.11a–d　(a) 切除左侧杓状软骨的环状软骨上喉部分，切除术后右侧杓状软骨与左侧小角软骨的静止位置。(b) 左侧杓状软骨切除后，向前旋转右侧杓状软骨使其与左侧小角软骨在环状软骨上方固定。(c) 在梨状窝处预置缝线以便复位。(d) 咽下缩肌向前包绕喉部形成咽侧壁以便于食物进入梨状窝。（摘自：Holsinger FC, Laccoureye O, Weinstein GS, Diaz EM Jr, McWhorter AJ. Technical refinements in the supracricoid partial laryngectomy to optimize functional outcomes. J Am Coll Sury 2005;201(5):809-820. 经许可后转载）

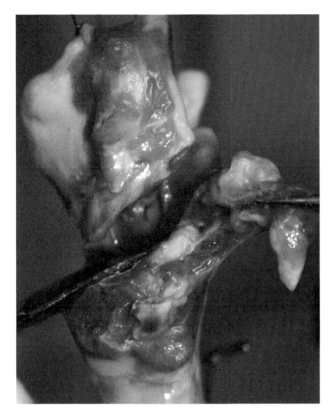

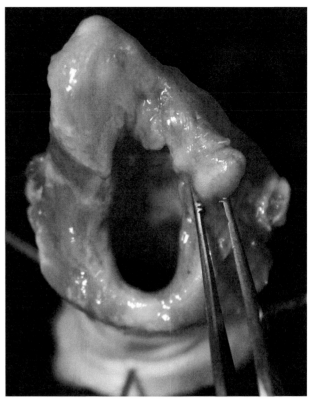

图 24.12 此图为从侧面观察尸喉标本。左侧杓状软骨已经被切除（亮白色的为环杓关节表面），被覆黏膜的小角软骨已用钳子提起来。

图 24.13 将小角软骨摆放在环状软骨上表面准备缝线。

CHEP 是把残余的会厌、舌骨固定缝合到环状软骨上。

• 用 1 号薇乔缝线在距离中线 1cm 处自环状软骨下缘于黏膜下贯穿环状软骨与会厌、舌骨（CHEP），或贯穿环状软骨与舌骨、舌根（CHP）进行缝合（图 24.14a,b）。

• 将舌骨与环状软骨缝线拉紧，使二者平行排列（图 24.14c,d）。若环状软骨偏向舌骨后方，杓状软骨会因距离会厌或（和）舌根太远导致误吸风险增大和发音困难。为避免术后缝线裂开也可以使用减张缝合，将颈段纵隔气管松动一下，以降低将环状软骨拉向舌骨的张力。

• 复位喉外侧的偏位的梨状窝黏膜，通过恢复咽侧壁来重建喉咽的入口的漏斗形状。喉固定好后，将游离的咽下缩肌筋膜上的两针 3-0 薇乔缝线打结向前包绕喉部（图 24.14c,d）。

• **手术要点**：3-0 薇乔缝线将切断的舌骨下肌固定到喉上方，缝合颈部浅层筋膜，放置引流管，缝合颈阔肌和皮肤。

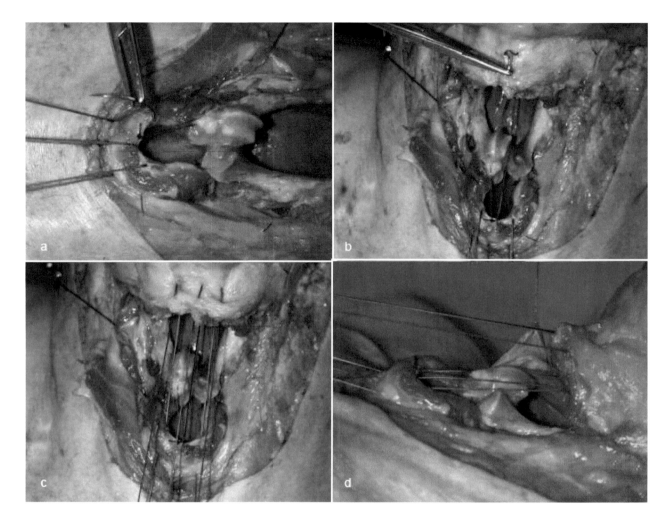

图 24.14a–d (a) 穿过环状软骨黏膜下对称地放置三针缝线准备用于固定喉部。(b) 环状软骨舌骨会厌固定术时首先将中间一针缝线在舌骨处穿过舌根，然后穿过残留的胸骨舌骨肌和甲状舌骨肌后返回至环状软骨。(c) 环舌固定术前对称地放置三针缝线。(d) 环状软骨舌骨固定术前侧面观，梨状窝已重新形成。（摘自：Holsinger FC, Laccoureye O, Weinstein GS, Diaz EM Jr, McWhorter AJ. Technical refinements in the supracricoid partial laryngectomy to optimize functional outcomes. J Am Coll Sury 2005;201(5):809-820. 经许可后转载）

参考文献

Benito J, Holsinger FC, Pérez-Martín A, Garcia D, Weinstein GS, Laccourreye O. Aspiration after supracricoid partial laryngectomy: Incidence, risk factors, management, and outcomes. Head Neck 2011;33(5):679–685

Holsinger FC, Laccourreye O, Weinstein GS, Diaz EM Jr, McWhorter AJ. Technical refinements in the supracricoid partial laryngectomy to optimize functional outcomes. J Am Coll Surg 2005;201(5):809–820

Laccourreye H, Laccourreye O, Weinstein G, Menard M, Brasnu D. Supracricoid laryngectomy with cricohyoidopexy: a partial laryngeal procedure for selected supraglottic and transglottic carcinomas. Laryngoscope 1990;100(7):735–741

Laccourreye H, Laccourreye O, Weinstein G, Menard M, Brasnu D. Supracricoid laryngectomy with cricohyoidoepiglottopexy: a partial laryngeal procedure for glottic carcinoma. Ann Otol Rhinol Laryngol 1990;99(6 Pt 1):421–426

Laccourreye O, Ross J, Brasnu D, Chabardes E, Kelly JH, Laccourreye H. Extended supracricoid partial laryngectomy with tracheocricohyoidoepiglottopexy. Acta Otolaryngol 1994;114(6):669–674

Naudo P, Laccourreye O, Weinstein G, Hans S, Laccourreye H, Brasnu D. Functional outcome and prognosis factors after supracricoid partial laryngectomy with cricohyoidopexy. Ann Otol Rhinol Laryngol 1997;106(4):291–296

Naudo P, Laccourreye O, Weinstein G, Jouffre V, Laccourreye H, Brasnu D. Complications and functional outcome after supracricoid partial laryngectomy with cricohyoidoepiglottopexy. Otolaryngol Head Neck Surg 1998;118(1):124–129

第 25 章

垂直半喉切除术

Ravi C. Nayar

垂直半喉切除术是针对浸润范围较为局限的声带癌的手术，其目的在于完整切除喉部恶性肿瘤的同时，仍然能够保留良好的发音、安全的吞咽和通畅且不需要气管切开的呼吸功能。现代手术实践中，内镜技术应用较普遍，使得患者避免皮肤切口，不需要暂时的气管切开，患者的恢复期较短。当内镜暴露不佳、没有配备激光设备或激光治疗后失败时可以采用垂直半喉切除术。

手术切除垂直部分的范围各异。通过仔细筛选病例，术前影像资料和术中冰冻切片资料等，可以选用以下四种手术范围：①声带切除术——单纯切除声带，不切除甲状软骨板以上结构和室带；②垂直半喉切除术也就是本章介绍的内容——切除声带、喉室、室带；③前侧位垂直半喉切除术——切除声带、喉室、室带以及对侧声带前段；④扩大垂直半喉切除术——切除声带、室带和同侧的杓状软骨。

■ 适应证 / 禁忌证

• 适用于切除局限于一侧声带、喉室或室带（肿瘤分期为 T1a 和 T2 期）肿瘤。

• 禁用于肿瘤侵犯声门下者。

• 禁用于肿瘤浸润甲状软骨、会厌前间隙、会厌者。

• 禁用于肿瘤超过中线侵犯对侧声带者。

• 禁用于单侧杓状软骨浸润者，虽然可以通过扩大切除如之前提到的扩大垂直半喉切除术来综合性切除向后浸润的肿瘤，但是该手术仍禁用于单侧杓状软骨浸润者。

• 术前吞咽功能不良为相对禁忌证，因为术后吞咽功能几乎都会降低，面临吸入性肺炎的风险。

■ 临床应用

关键点

- 门诊和手术室喉内镜检查以及 CT 结果对评价该手术方式可否将肿瘤完全切除非常重要。
- 仔细评估患者的吞咽功能和肺功能对评价患者是否适合该手术方式也很重要。
- 术前告知患者术中可能会扩大手术范围,包括全喉切除伴或不伴淋巴结清扫,这有利于将肿瘤完全切除。

易犯错误

- 没有充分评估肿瘤的浸润范围往往是造成手术结果不满意的最常见原因。
- 没有进行详细喉镜检查就匆忙开始手术会导致选择不合适的手术方式。

■ 技术层面

关键点

- 在尸喉标本上练习该手术将会大大提高对喉裂开手术的解剖认识程度。
- 普遍误解的一个观点是将肿瘤一侧的甲状软骨全部切掉,这是不对的。保留后部的甲状软骨作为支撑,对维持喉上部的结构,改善吞咽功能有帮助(下面会提到)。

易犯错误

- 偏中线切开甲状软骨时易引起患侧肿瘤播散以及健侧声韧带切断。声韧带切断后会导致声带缩短并影响到发音和吞咽功能。

■ 手术步骤

- 将喉提起来固定以适合剖视。

> - 手术要点:手术期间,通常首先要查阅 CT 片,寻找甲状软骨受侵犯的证据并重复喉镜检查,特别要注意观察声门下、前联合是否受侵犯。

> - 手术要点:传统的气管切开部位沿皮肤皱褶做切口,掀开颈阔肌皮瓣,皮肤切口也可以选择在气管切开口上方环状软骨水平处,建议使用后一种切口,这可以避免气管切开口分泌物对喉部切口的污染。

> - 手术要点:做切口前标记颈外静脉的位置,将患者处于过伸位。不要直接切至颈阔肌,这样很容易损伤到颈外静脉。

> - 手术要点:不要在同侧带状肌间解剖,也不要将带状肌从甲状软骨板上断离,因为甲状软骨板主要血供来自带状肌。

- 沿中线切开甲状软骨板,翻起甲状软骨膜(图 25.1)。
- 用黏膜剥离子锐性分离同侧的甲状软骨外膜(图 25.2)。
- 在中线处切开环甲膜,或用 C 形撑开臂切开(C 开口朝向要切开的组织)(图 25.3)。
- 插入闭合钳头的止血钳,朝向上方,然后张开钳头(图 25.4)。
- 在中线处用手术刀或摆锯切断甲状软骨(图 25.5)。
- 从中线进入前联合(图 25.6)。
- 用钩子像打开一本书一样游离两侧甲状软骨板(图 25.7)。

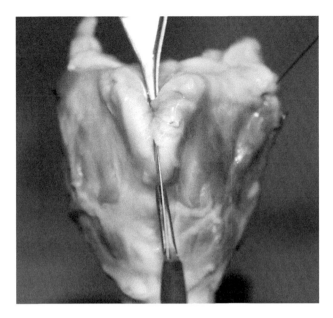

图 25.1 图中显示用手术刀在中线处竖直切开甲状软骨。无论是在实验室还是手术室分离紧密黏附的甲状软骨外膜时均可以采用单极电凝，效果不错。

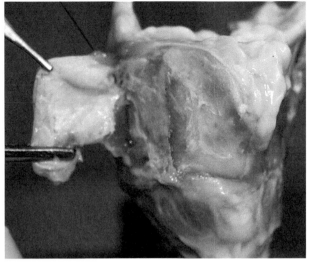

图 25.2 可以看到后方的甲状软骨外膜瓣，它被提起来拉向甲状软骨后缘。

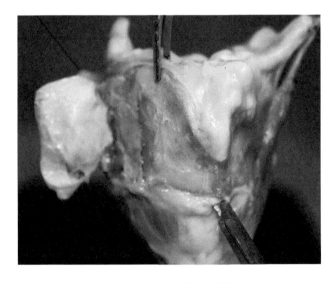

图 25.3 沿环状软骨上缘用尖刀将环甲膜切开。

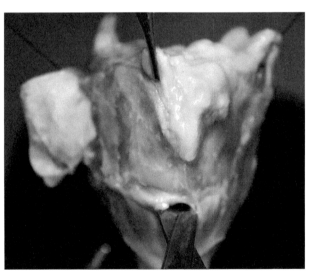

图 25.4 插入中号止血钳，尖端向上分离两侧声带，使接下来的操作能够进入到甲状软骨内，虽然是盲法操作，但这样并不会损伤到声带。

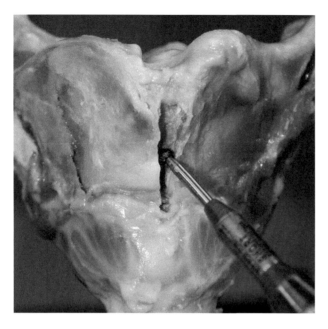

图 25.5 用电钻在中线处将甲状软骨切开，从环甲膜的切口插入止血钳，使进入的器械安全操作远离移位的声带。

- 完全切断后段甲状软骨（图 25.8）。
- 结扎同侧的喉上动、静脉。它们在甲舌膜前下方穿过进入喉部。结扎上述血管后可以减少后续操作的出血量（图 25.9）。

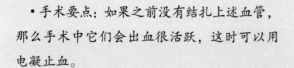

- 手术要点：如果之前没有结扎上述血管，那么手术中它们会出血很活跃，这时可以用电凝止血。

- 用剪刀剪断声带、喉室、室带这些与甲状软骨上缘相连的组织，通常还要切除会厌根部下缘组织（图 25.10a-c）。

- 手术要点：用剪刀剪下组织块时要小心仔细，缓慢进行，不要剪到肿瘤组织。

- 完整切下标本（图 25.11）。
- 将对侧声带断端缝至环状软骨前缘并作埋线处理。

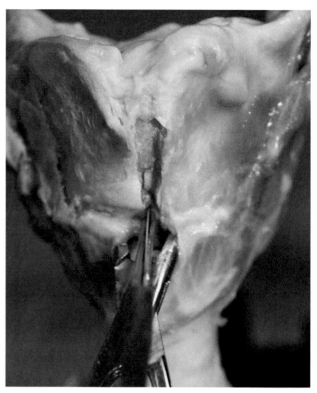

图 25.6 用止血钳分离开两侧声带，这样就可以用剪刀通过前联合将中线结构剪开。

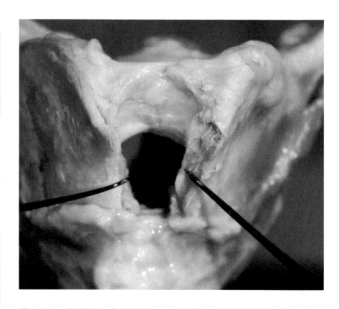

图 25.7 用钩子或拉钩将左右两侧甲状软骨板分离开来，这样可以清楚地看到声带的位置，有助于切开黏膜表面观察肿瘤的边界。

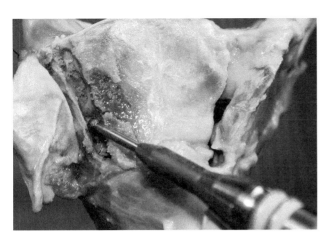

图 25.8　用耳电钻在距甲状软骨板后缘 3mm 处做一纵行切口。

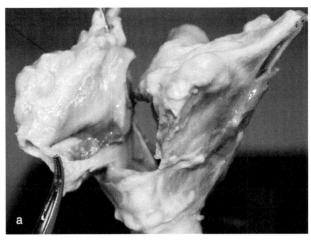

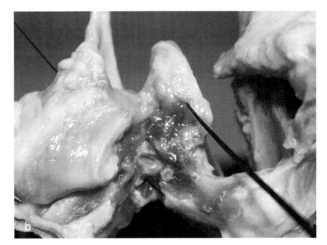

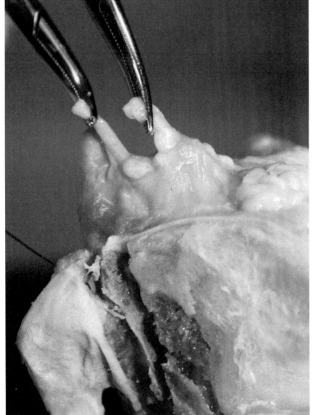

图 25.9　用止血钳夹住喉上动脉和静脉，术中应结扎该血管以减少出血。

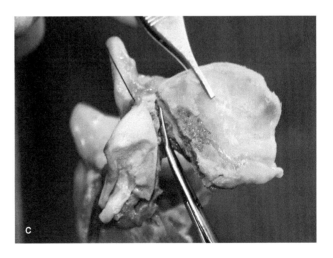

图 25.10a–c　(a) 下方切口沿甲状软骨上缘切开，切开后能够更好地暴露喉内部结构。(b) 下方切口已经穿过室带切至右侧杓状软骨前缘。(c) 这里展示了喉的侧面，可以看到最终要被切除的软组织。

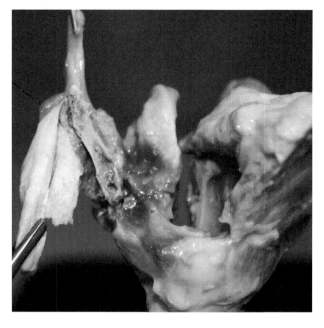

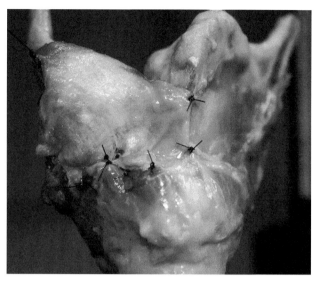

图 25.12　软骨膜缝到邻近软组织或软骨上，进行间断缝合。

图 25.11　切除标本组织，可见缺损，用镊子夹住软骨膜瓣准备喉修补重建。

· 将软骨膜向上缝至甲舌膜，向下缝至环甲膜或环状软骨（图 25.12）。

· 手术要点：用带状肌覆盖切除的创面上并缝至中线上。术中在带状肌下放置引流管引流浆液性渗出液。气管切开套管必须保持通气状态至72小时，以防压缩空气影响喉内的闭合。

· 练习其他的修补技术：

– 将室带缝到环状软骨上形成再造声带。

– 游离会厌并下拉，将会厌根部缝至环状软骨覆盖裸露的创口。

– 将竖直裂开的会厌软骨向下拉，覆盖裸露的创口。

参考文献

Cummings CW, et al. Conservative laryngeal surgery. In: Cummings Otolaryngology Head and Neck Surgery. 4th ed. Philadelphia: Elsevier Mosby; 2005:1539

Eibling D. Vertical partial laryngectomy. In: Myers E, ed. Operative Otolaryngology Head and Neck Surgery, Vol 1. 2nd ed. Philadelphia: Elsevier Saunders; 2008:411

Hogikyan ND, Bastian RW. Surgical therapy of glot tic and subglottic. In: Thawley S, Panje W, Batakis J, eds. Comprehensive Management of Head and Neck Tumours, Vol 2. W.B. Saunders & Co; 1939

Shah JP, Patel SG. Conservat ive laryngeal surgery. In: Head and Neck, Surgical Oncology. 3rd ed. Edinburgh: Mosby; 2003:267–352

第7篇

开放性喉气管手术

第 26 章

喉气管分离

J.Scott McMurray

这项手术操作完全离断喉与气管，用于治疗严重的吸入性肺炎。虽然其他一些手术方式，例如声门闭合术也可用于治疗严重的吸入性肺炎，但喉气管分离仍是最有效的治疗手段。

■适应证 / 禁忌证

- 长期且严重的误吸，已经影响并损害患者的生活质量及肺功能。
- 患者对手术的怀疑是相对禁忌证，因为术后患者同他人的交流方式将永久性地改变；术后患者将失去依赖于声带的发声功能，但仍可以通过建立气管食管瘘置入发音管以实现发声。

■临床应用

关键点

- 在决定手术前，一定要考虑到术后患者言语交流能力的改变。该手术虽然能改善吞咽功能，但术后发声功能将完全丧失。

易犯错误

- 术前应当告知患者，理论上手术有效，包括发声功能的丧失也是可逆的，但在实际临床工作中，通过再次手术恢复原始状态是相当困难的。

■技术层面

关键点

- 为防止术后咽瘘，近喉腔的气管残端应当分两层严密缝闭。
- 可以先将喉下气管残端最末一个气管环内侧的黏膜从软骨表面剥离，然后切除该气管软骨环。这样就可以在几乎没有张力的情况下缝合气管残端的黏膜，此为闭合残端的第一层。接着，可将修剪后的残端气管软骨缝合，此为第二层。
- 缝闭气管黏膜后可将最末一个气管软骨环的最前端拱形最高处切断，这样就可以在比较低的张力下拉紧该气管环两侧的软骨并将其缝合。

易犯误区

· 从气管软骨环表面分离气管黏膜的操作步骤是相对困难的。气管黏膜撕裂易造成术后咽瘘的发生原因，因此，在进行这一操作时需加倍小心。

■手术步骤

· 将离体喉固定到模拟手术支架上准备进行开放性手术。必须保证用于手术训练的尸体喉样本带有数个气管软骨环。提示：犬类的气管相对较长，是进行此项操作训练的极佳材料。犬类的喉气管样本甚至较人类样本更适宜该操作训练。

· **手术要点：从白线处分离带状肌，同时切断甲状腺峡部以利气管的充分暴露。**

· 切断气管时通常自第四气管软骨环斜行向后上至第三气管软骨环（图 26.1a, b）。

· **手术要点：在环状软骨以下需保留足够的气管软骨，为缝闭喉下气管残端提供足够的空间。**

· 切断气管直至膜部后横行切断气管膜部（图 26.2a, b）。然后自食管表面钝性分离气管膜部，将头端和尾端的气管残端向上翻起。

· 在喉下气管残端的最末一个软骨环的前方做一纵行切口。需确保该切口仅切透一个软骨环，且未切及气管黏膜（图 26.3）。

· 用与鼻中隔矫正手术相似的方式在气管软骨环表面分离气管黏膜。用弗里尔剥离子或科特尔剥离子将切断的最末一个气管软骨环自黏膜表面剥离并去除。这项操作需格外注意保护气管黏膜（图 26.4a, b）。

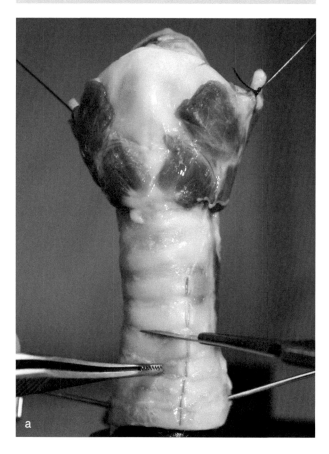
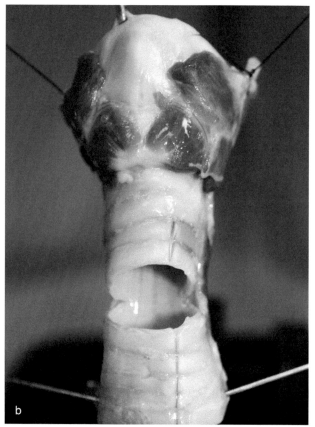

图 26.1a,b (a) 在气管前壁两个气管软骨环之间锐性切开气管。自两侧向后切开气管，可以如图所示保持在同一平面 (b)，也可以斜向上切至上一个气管软骨环。

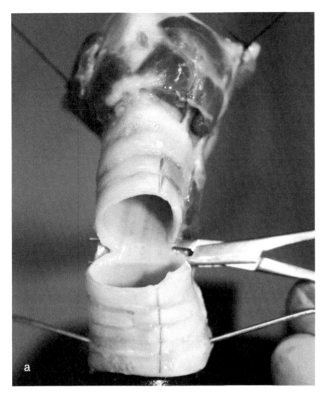

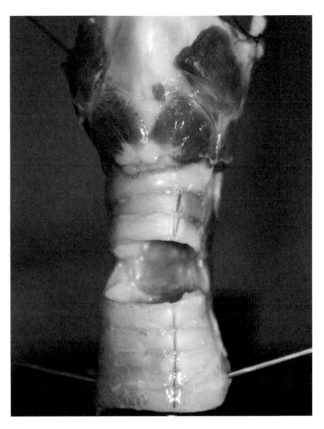

图 26.3　锐性切断气管软骨环时，切勿切透软骨深面的气管黏膜。从软骨表面小心地剥离黏膜，从而达到上图所示的效果。

- 用 4-0 薇乔滑线将上一步骤制备好的黏膜口缝闭（图 26.5a, b）。
- 将缝闭的气管黏膜口向上推入喉下气管残端内。然后将其浅面的气管软骨用 4-0 普理灵缝线拉紧缝闭，作为封闭喉下气管残端的第二层。如果张力过高，可在气管软骨环前方做一纵行切口以利缝合。
- 此时，缝闭喉下气管残端，确保气道分泌物不会自此处漏出。
- 上述步骤完成后，可以用蒂在上方的带状肌肌瓣加固喉下气管残端闭合口。

- **手术要点：尾端气管断端可以和颈部皮肤缝合做成一个永久性的气管造瘘口。造瘘口下方的颈部皮肤可以在造瘘之前切成弧形，以利其同气管断端紧密缝合。**

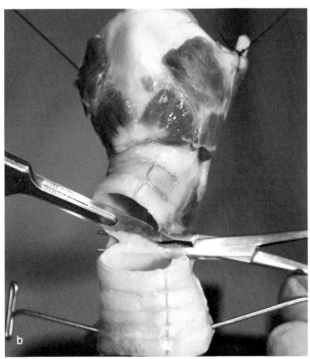

图 26.2a,b　(a) 找到并确认气管膜部的位置。提示：在手术训练实验室中某些喉标本气管后方的食道已被切除。在这种情况下可以用血管钳衬于气管膜部后方，练习分离气管膜部的手术步骤。(b) 锐性切断气管膜部。

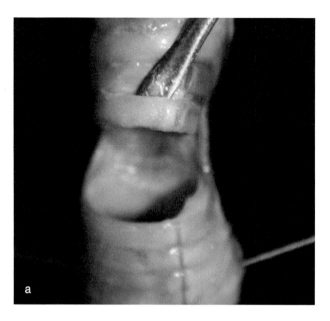

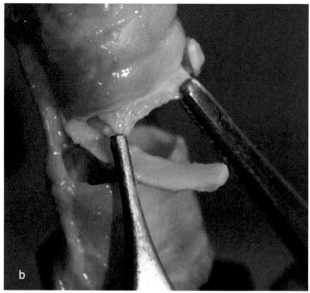

图 26.4a,b (a) 图示用弗里尔剥离子将气管软骨环从气管黏膜表面剥离。这一操作有一定难度，需经过训练才能不将气管黏膜剥破。(b) 图中将气管黏膜拉直以显示其完整性。提示：分离后气管黏膜会回缩且不会有预想的那么大。

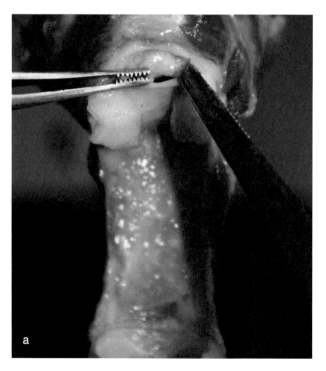

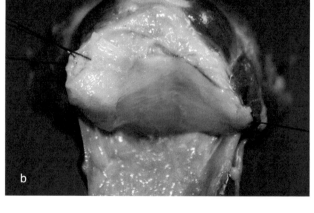

图 26.5a,b (a) 图示对合气管黏膜切缘。(b) 将对合的黏膜切缘间断内翻缝合，使黏膜切缘翻入管腔内。虽然图中显示的实验喉用了聚丙烯缝线缝合黏膜，在活体中需用可吸收的薇乔缝线缝合黏膜。

参考文献

Cook SP. Candidate's thesis: Laryngotracheal separation in neurologically impaired children: long-term results. Laryngoscope 2009;119(2):390–395

Watanabe K, Nakaya M, Miyano K, Abe K. Laryngotracheal separation procedure for elderly patients. Am J Otolaryngol 2011;32(2):156–158

Young O, Cunningham C, Russell JD. Reversal of laryngotracheal separat ion in paediatric patients. Int J Pediat r Otorhinolaryngol 2010;74(11):1251–1253

第 27 章

颈襻—喉返神经移植术治疗单侧声带活动障碍

Roger L. Crumley

这一手术操作的目的是为失去喉返神经支配的半喉建立新的神经支配从而恢复其功能。在重新建立神经再支配后，麻痹的声带通常能够实现内收状态，并获得同未受损声带相似的张力以及三维结构。恢复了声带的这些特性以后，双侧声带在发声时得以靠拢，从而改善发声功能；此外，由此提高的双侧声带振动对称性可以防止日常言语活动中声带不规则震荡的发生；吞咽功能和有效的呛咳功能也常得以提高。然而声带的内收及外展活动并不能恢复。

■ 适应证 / 禁忌证

• 由喉返神经损伤造成的单侧声带活动障碍。

• 内收型痉挛性发生障碍（符合条件的病例）。

• 理论上这个手术可以在喉返神经损伤造成单侧声带活动障碍后的任何时间进行，但通常建议在损伤后 9 个月以后再进行手术。因为在某些病例中喉返神经可以自愈（除非有明确的证据表明喉返神经已经横断）。

• 喉肌电图在术前评估中是有用的但不是必须的。这项检查可以在某些病例中明确一个或多个失

神经支配的喉内肌（通常是甲杓肌）是否存在纤颤电位。然而，尽管某些患者临床表现为发声功能欠佳，且查体无声带内收、外展相位运动恢复的迹象，多相喉肌电图可表现出良好的结果甚至正常的动作电位。即对于由联带运动引起的声音质量差的患者，可以通过该操作恢复甲杓肌、环杓侧肌、杓间肌、环杓后肌的静息张力（有利的联带运动）进而达到恢复声音及呼吸的目的。

• 因此，我们的目标就是，通过这项手术操作重建四个喉内肌的静息肌张力，同时根据声带后缘恢复杓状软骨、声带突的相对正常解剖定位也是非常重要的。

• 放疗史不是绝对的禁忌证。但是应当告知患者，本手术的效果可能较没有放疗史的患者差。

• 众所周知，老年患者的神经再生速率较慢，因此需要更长的时间再生。

• 老年患者存在诸如糖尿病的合并症，应当被视为影响本手术预后的重要因素。这些合并症可以阻碍术后神经的再生。该类型患者不宜采用本手术，可建议其接受其他治疗方法，如甲状软骨成形术等。

■临床应用

关键点

• 为更好地定位颈襻及喉返神经，在进行此手术时最好采用手术放大镜。亦可以在手术放大镜下进行神经吻合操作，但作者更建议在手术显微镜下利用 8-0 或 9-0 单丝尼龙缝线进行神经吻合。

• 在这项手术操作中没有必要解剖喉返神经喉内支。事实上，作者认为，有充分证据表明这一手术成功的关键是所有四个喉内肌获得颈襻的神经再支配。（环杓后肌的神经再支配是声带突回到正常位置的关键所在。声带通常可以回到近正中的位置，能够和对侧正常的声带接触。环杓后肌虽然是唯一的声带内收肌肉，在发高音时也起重要的作用。因此恢复该肌肉的神经支配是本手术的首要目标。）

• 作者发现在甲状软骨下缘切断带状肌有利于手术操作。（这样做易于神经吻合的操作，缩短手术时间。在神经吻合完毕后，可以用 3-0 单乔缝线将切断的带状肌重新缝合。）

• 在一些病例中，肿大的甲状腺可使其背面的喉返神经难以暴露。在这种情况下可以令甲状腺上极下移，以利喉返神经的暴露。

易犯错误

• 应当考虑到同侧颈襻的功能缺失或缺如。作者在一些甲状腺切除，颈淋巴结清扫及颈前入路的脊柱成形术或神经外科手术的病例中未能找到可以用于神经吻合的颈襻。在这些病例中，神经再支配可借对侧颈襻得以实现。然而在这种情况下，吻合之前需制备更长的对侧颈襻及患侧喉返神经或准备好神经移植物弥补缺损。

• 喉返神经损伤后的手术时机：一般而言本手术需在喉返神经初次损伤的 18 个月内进行。作为一项重要的原则，如果在神经损伤后 9 个月或更长的时间后，喉肌电图未能引出甲杓肌及环杓侧肌的纤颤或其他动作电位，则不宜采用本手术，可改行其他手术，比如甲状软骨成形术。

• 放疗可以使神经难以辨认，不易移位。放疗也可以造成神经的体积缩小，吻合后的再生率下降。

• 通常我们不会对大于 65 周岁的患者进行本手术。但同放疗一样，年龄不是绝对的禁忌证。

• 无张力的神经吻合是手术成功的关键。需要牢记的是，在神经吻合术后，喉腔会在吞咽时上提约 2.5cm。所以吻合时切勿将神经拉得过紧，需为术后喉腔随吞咽的上提留有余地，避免吻合好的神经在吞咽时撕裂。

• 术后麻醉初醒时患者的颈部背伸运动亦有可能造成颈部的张力增大，撕裂吻合好的神经。

■技术层面

关键点

• 应辨认出颈襻的 1 ～ 2 个分支。一般而言，胸锁乳突肌支是自颈襻发出的最大分支。但无论胸锁乳突肌支多粗，对神经吻合操作多有用，原则上应当在尽可能远端的位置（近神经运动终板入口区域）分离出所有具有一定直径和长度的颈襻分支并在该处切断备用。这也就是说，如果情况允许需制备出 2 ～ 3 个颈襻分支以备神经吻合用。

• 辨认喉返神经。我们倾向于在喉返神经尽可能远端的位置上进行神经吻合，以利颈襻来源的轴索进入喉内肌（尤其适用于某些特发性喉返神经麻痹的病例，比如甲状腺炎），绕过喉返神经潜在的损伤区域。这些损伤区域可能是新生轴索难以通过的。（在最初的 40 ～ 50 个病例中，我们在颈部较靠下的位置上进行神经吻合。有几例患者术后效果不佳，我们考虑其原因在于神经吻合的位置过低，在甲状腺下方，没能绕过喉返神经潜在的损伤部位。）

易犯错误

• 暴露不佳可导致神经解剖困难。
• 准确定位喉返神经是手术成败的关键。

■ 手术步骤

• 将离体喉固定到模拟手术支架上准备进行开放性手术。提示：许多尸体喉样本不包括颈部结构无法模拟解剖颈襻神经。然而，解剖出喉返神经以后，可以利用喉返神经制备出两个神经断端用于神经吻合手术训练。

• 用"花生米"钝性分离颈内静脉表面的筋膜直到在静脉表面找到颈襻的 1 ～ 2 个分支。必要时可切断肩胛舌骨肌以充分暴露这一位置。颈襻神经通常都有两个以上较大的分支，其中一支支配胸锁乳突肌。切断所有辨认出的神经分支。这些分支应当由神经监护仪加以确认。

• 用锐性分离和钝性分离的方法将颈襻从其深面的筋膜表面分离。用一神经钩插入颈襻及其下方的组织之间可以加快分离的速度。应当使颈襻自起点至其下方的带状肌内的远端分支之间的一段完全游离。足够的神经长度是影响手术成败的关键。

> • **手术要点：** 在此分离中，术者站立于手术台的头端，对处理颈阔肌皮瓣下缘是很有帮助的。

• 分离并辨认出甲状软骨板的后缘及下半部分。

• 将一个皮肤拉钩插入甲状软骨下角的后方，轻轻拉起甲状软骨使之向前向中线方向旋转，暴露出咽下缩肌和环咽肌。在咽下缩肌于甲状软骨下 1/3 的附着处将其切断（图 27.1）。

• 纵形切断咽下缩肌以后，可以暴露出环咽肌。该肌肉的肌纤维方向呈斜行（图 27.2a，b）。

> • **手术要点：** 手术中一旦用皮肤拉钩将甲状软骨板后缘向前内拉起，需注意保持其位置，避免松脱。如果拉钩的位置正确，拉钩的头部即为寻找喉返神经的标志。可以在环咽肌的深面，皮肤拉钩下方 3 ～ 4mm 的位置找到喉返神经（图 27.3）。切开环咽肌后仍需要进行一定的分离才能找到喉返神经，因为在喉返神经同环咽肌之间还有一层筋膜。

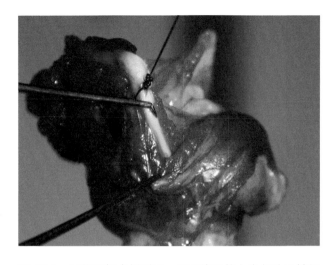

图 27.1　尸体喉标本侧面观。咽下缩肌的上半部分已被切断，大约上 1/2 的甲状软骨板后缘咽下缩肌的附着处得以显露。图中用一器械插入甲状软骨后缘，将其向前内拉起以充分显露此区域。在实际手术过程中，也常常需要分离并切断附着于甲状软骨下半部分的咽下缩肌，以获取更好的术野。

• 辨认出喉返神经以后（图 27.4），在尽可能远端的位置切断颈襻，保证其有足够的长度。然后将制备好的颈襻神经断端向上向内拉向甲状软骨及喉返神经的远端。

• 在远端切断喉返神经，需留有足够的长度（至少数毫米）用于神经吻合（图 27.5a, b）。图示颜色鲜艳的显微外科"背景"材料衬托出的是两个神经断端（图 27.6）。

• 神经吻合用 9-0 单股尼龙缝线在手术显微镜下进行，也可以用 8-0 尼龙线在手术放大镜下进行该操作。

> • **手术要点：** 如果有两个颈襻分支的长度，可以被拉到吻合区域，则需尽可能地同时利用这两个分支。额外的神经接入有助于提高手术效果。没有张力的神经吻合是手术成功的关键。神经吻合时，至少应当行 3 ～ 4 针神经外膜缝合。如果用两个颈襻神经分支进行吻合，那么每个分支至少应当缝合 2 ～ 3 针。值得注意的是，喉腔在吞咽时会上移，吻合神经时需为喉腔的活动预留足够的空间。

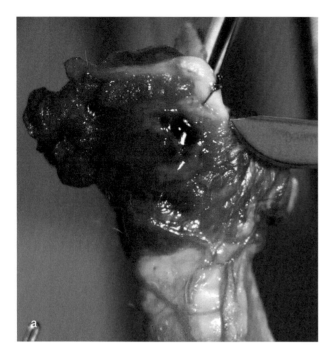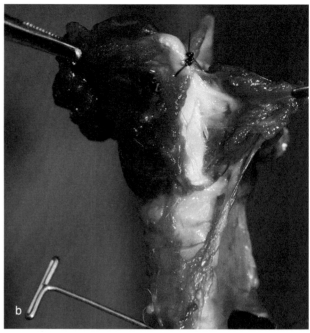

图 27.2a,b　**(a)** 用手术刀纵向切开咽下缩肌的下半部分。**(b)** 纵向切开咽下缩肌以后该肌肉会自动回缩。这有利于在此处寻找喉返神经。如图所示，在切开处的稍后方，同气管平行的白色结构即为喉返神经。

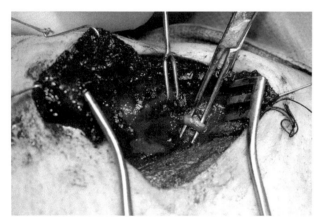

图 27.3　上图为分离喉返神经的手术照片。术中用一皮肤拉钩将右侧甲状软骨板的背面向前内拉起。拉钩前端指向的用一血管钳挑起的结构即为喉返神经。

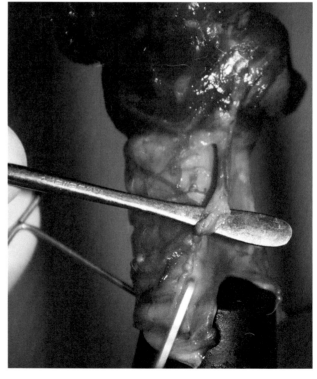

图 27.4　已经分离制备好，准备在近喉部位切断的喉返神经。

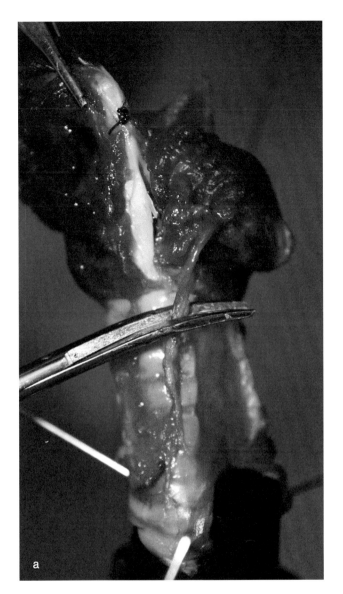

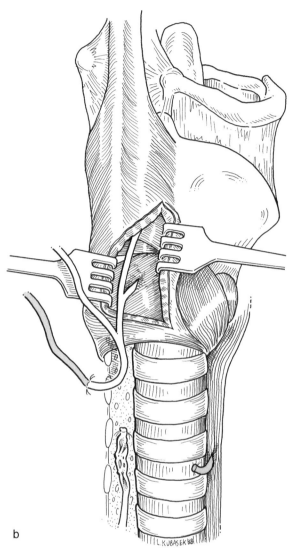

图 27.5a,b　在近喉处断开喉返神经。示意图显示的是颈襻同喉返神经吻合后的状态。

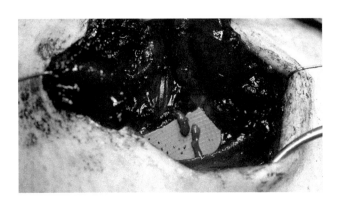

图 27.6　这张术中的照片显示外科"背景"材料衬托出的喉返神经和颈襻分支断端。两个断端已制备完毕，准备在没有张力的情况下行神经吻合。注意喉返神经断端应尽可能地短一些，以利神经功能在短期内恢复。

• 手术要点：可在准备行神经吻合术的同时，行麻痹侧声带临时性材料注射手术。这种临时性的手术可以使患者在接受神经吻合术之前（通常需在损伤后的 3～4 个月后进行）的嗓音有所改善。

参考文献

Crumley RL. Selective reinnervation of vocal cord adductors in unilateral vocal cord paralysis. Ann Otol Rhinol Laryngol 1984;93(4 Pt 1):351–356

Lorenz RR, Esclamado RM, Teker AM, et al. Ansa cervicalis-to-recurrent laryngeal nerve anastomosis for unilateral vocal fold paralysis: experience of a single institution. Ann Otol Rhinol Laryngol 2008;117(1):40–45

Paniello RC. Laryngeal reinnervation. Otolaryngol Clin North Am 2004;37(1):161–181, vii–viii

Wang W, Chen D, Chen S, et al. Laryngeal reinnervation using ansa cervicalis for thyroid surgery-related unilateral vocal fold paralysis: a long-term outcome analysis of 237 cases. PLoS ONE 2011;6(4):e19128

Wang W, Chen S, Chen D, et al. Cont ralateral ansa cervicalis-to-recurrent laryngeal nerve anastomosis for unilateral vocal fold paralysis: a long-term outcome analysis of 56 cases. Laryngoscope 2011;121(5):1027–1034 10.1002/lary.21725

第 28 章

选择性喉去神经支配和神经再支配治疗内收肌痉挛性发声障碍

Joel H. Blumin

这项手术主要用于治疗内收肌痉挛性发声障碍。通过这一手术可选择性地切断甲杓肌（TA）和环杓侧肌（LCA）来自喉返神经的神经支配，同时利用颈襻实现甲杓肌的神经再支配，从而降低同侧声带的内收肌力。杓间肌（IA）和环杓后肌（PCA）原有的神经支配不受影响。一般需双侧同期进行手术。

■适应证 / 禁忌证

- 内收肌痉挛性发声障碍或内收肌功能亢进引起的发声障碍。
- 尽管不是绝对禁忌证，但该手术对于声音震颤一般是无效的。需仔细鉴别声音震颤及内收肌痉挛性发声障碍的患者。临床医生不应推荐声音震颤为疾病主因的患者接受此项手术治疗。
- 由于这一手术专门用于改变或降低促声门闭合的肌力，那些具有混合性喉肌张力障碍或主要为外展肌痉挛性发声障碍（AbSD）的患者则不适宜这一手术操作。
- 这项手术可以作为治疗内收肌痉挛性发声障碍其他方法（如肉毒菌素注射等）的一种补充。

■临床应用

关键点

- 直接离断神经分支以实现甲杓肌和环杓侧肌的去神经支配。
- 通常在离断并翻起甲杓肌神经分支以后才能找到环杓侧肌的神经分支。杓间肌及其神经分支在这一手术中较难确认。
- 环杓后肌及其神经分支在这一手术中较难确认。保护好声带内收功能对于这一手术至关重要。保护好环杓关节及甲状软骨板后缘不仅有利于稳定喉腔结构，也有利于避免损伤喉返神经在喉腔后方的外展肌分支。
- 术中只行甲杓肌的神经再支配操作，因为环杓侧肌神经分支过于细小，难以稳定地吻合至颈襻。由于这一局限，术中也可分离并切除部分环杓侧肌。
- 术中有时可以发现喉上神经环甲肌支在穿入环甲肌之前分出细小的分支进入声门旁间隙。如果发现了这些小分支，应当予以切断。

147

易犯误区

· 存在同喉返神经喉内段伴行的血管束。在分离喉旁间隙过程中，用双极电凝小心地将这一血管束凝闭有利于获取清晰的术野。

· 粗暴地分离环杓侧肌，可能造成杓状软骨的不稳定或脱位，尤其在男性患者中多发，应当加以避免。

■技术层面

关键点

· 喉腔内部的分离应当在手术放大镜或显微镜下小心操作。这项操作传统意义上多为双侧进行。

易犯错误

· 尤其对女性而言，喉室的最高点距甲状软骨内膜非常近。在进行甲状软骨开窗时，应小心操作，避免进入喉腔。

· 在没有准备好进行神经吻合时不要解剖颈襻神经用于吻合的分支。为了避免在吻合时存在过大的张力，可以使用较长的胸骨甲状肌支作为供体，同时应尽可能地向远端游离神经分支。

■手术步骤

· 在支架上固定尸体喉腔准备进行开放性手术操作。

> · 手术要点：这项手术通常在患者全麻插管下进行。喉内肌电活动神经监护仪可以用来帮助确认及分离喉内结构。

> · 手术要点：在环状软骨上缘水平横行切开皮肤，向两端延长切口至胸锁乳突肌前缘。需切透皮下组织直至颈深筋膜浅层并在颈阔

肌下翻起皮瓣。游离皮瓣，上至甲状软骨上缘，下至环状软骨水平。可以将翻起的皮瓣缝在消毒巾上。

> · 手术要点：打开颈鞘以找出颈襻。用甲状腺拉钩将胸锁乳突肌和肩胛舌骨肌夹角处向上方拉起，暴露出其下的颈鞘。颈鞘在此处由疏松结缔组织构成，用 Kittner 海绵可以较为轻松地实施钝性分离。钝性分离后可以在颈鞘内找到颈襻，同时可以看到颈襻的多个分支穿入各个带状肌。

> · 手术要点：钝性或锐性分离颈襻及周围的筋膜，但这样也无法完全游离颈襻。彻底游离颈襻应从喉腔水平直至锁骨水平。然后用一个无创伤血管环标记颈襻以利其后的操作过程中定位该神经。

> · 手术要点：为获取更好的视野，可以站在手术台患者头端的一侧。这样在解剖神经过程中可以沿着神经向锁骨的走行方向进行操作。

· 自颈白线分离双侧带状肌，然后用拉钩向两边拉开。

· 将带状肌自甲状软骨上断下，注意保护好甲状软骨膜的完整性。需要断下整块甲状软骨板以提供足够的空间来设计大软骨窗（图 28.1）。用单齿喉钩（J 形而不是？形）拉起甲状软骨板的后缘，并向前内旋转以利于暴露甲状软骨板后方的结构。

> · 手术要点：尤其在男性患者，拉钩更容易拉住甲状软骨斜线而不是甲状软骨后缘。因此，需确保分离操作紧贴着甲状软骨后缘进行。

· 用 15 号刀片或弗里尔剥离子仔细找出甲状软骨下缘。分离在此处同环甲肌一起入喉的喉上神经喉内支时需加倍小心。在这一步骤中，环甲肌通常需部分离断。

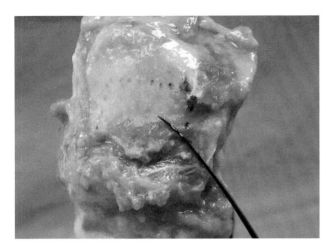

图 28.1　左侧甲状软骨板开窗的范围已用墨水笔标出。探针指出的是喉返神经前支可能走行的位置，自环杓关节斜向喉上穿入喉旁间隙及内收肌。

- 在甲状软骨板上标出蒂在下方的软骨窗。软骨窗后缘位于甲状软骨后缘前方的 3 ～ 4mm 处。软骨窗前缘的切开位置决定了软骨窗更靠近甲状下结节与否。软骨窗唯一的水平切口位于甲状软骨总高度的约一半处（图 28.2，图 28.3）。
- 除非甲状软骨板非常软（如年轻女性），否则需借助带有小方刀片的骨锯进行开窗操作。
- 在环甲肌上方将切开的甲状软骨瓣向外下翻，然后用丝线缝到手术巾上。甲状软骨内膜尽量保留在甲状软骨瓣上。如果内膜已经游离，也可作为独立的软骨膜瓣翻起。

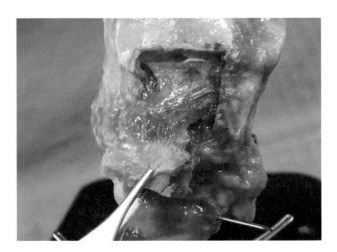

图 28.3　尽可让甲状软骨内膜附着在甲状软骨瓣，暴露声门旁间隙。

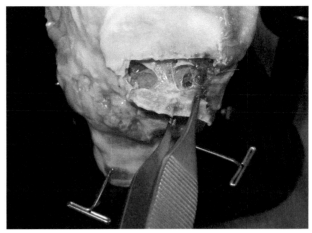

图 28.2　用骨锯和刀片锐性切开标记好的骨窗，并将软骨向外翻，软骨蒂位于左下方。

- 如果操作需要，可以用拉钩将整个喉腔牵拉至手术巾上使之向一侧旋转。
- 找到并游离喉返神经前支的喉内段。通常可以（通过甲状软骨窗）在环杓关节附近找到该分支，其走行方向自下后向前上，斜行穿入甲杓肌。术中应当充分游离该分支和周围的血管及纤维组织（图 28.4）。

- **手术要点：术中可以应用低电流神经刺激仪或肌电图系统精确定位喉返神经。**

- 通常使用血管显微手术器械进行喉返神经喉内段的解剖操作。
- 可以用一根 4-0 缝线穿过解剖出的喉返神经喉内段的中间位置并结扎作为标记。该缝线在后续操作中仍有用，不必剪线。
- 用上述缝线将神经分支牵出，在其下方（甲杓肌方向）用显微剪刀将其切断（图 28.5）。用上述缝线将游离好的甲杓肌支拉起，便可以找到喉返神经的环杓侧肌支。这一支也可以切断（图 28.6）。
- 结扎喉返神经喉外段的近喉端。然后使缝线穿过无损伤圆针，将神经断端缝至甲状软骨后缘处的甲状软骨外膜上（近咽下缩肌的终点）。此处可以剪线（图 28.7）。
- 至此杓状软骨肌突可被触及。通过触及的肌突可以找到自杓状软骨向环状软骨走行的环杓侧肌。用显微剪刀在中点位置剪开部分环杓侧肌（图 28.8）。

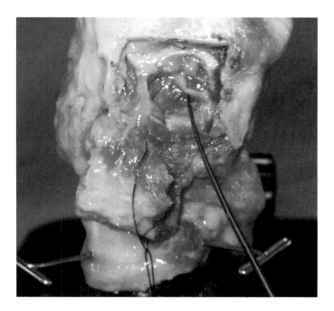

图 28.4　探针所指的是喉返神经前支。这一神经跨越环杓侧肌最终穿入甲杓肌。

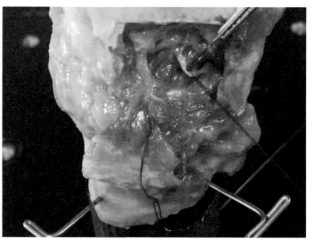

图 28.5　用 4-0 缝线结扎喉返神经前支后，将其拉起并切断（临床上用显微剪刀进行这一操作）。需注意在甲杓肌表面保留足够长的神经断端，以便后续将颈襻吻合至该神经断端上。通常在将甲杓肌支离断并翻起之前，无法找到环杓侧肌支。这张图显示，环杓侧肌支在视野中露出一小头。

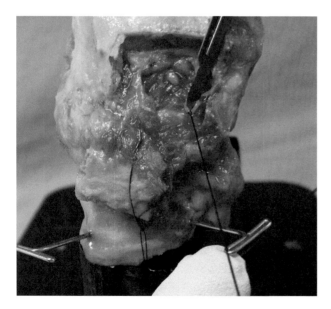

图 28.6　在切断并翻起甲杓肌支后，拉起缝线可以暴露出环杓侧肌支。这张图显示环杓侧肌支正被切断。

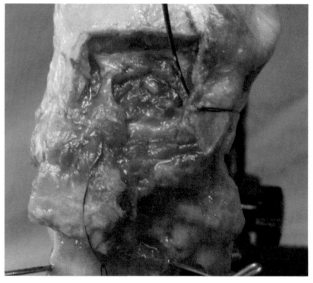

图 28.7　将喉返神经在甲杓肌和环杓侧肌上断下后。使缝线穿过一无损伤圆针，将神经断端缝至甲状软骨后缘处的甲状软骨外膜上。这样就使喉返神经的前支同声门旁间隙分离。探针所指的是喉返神经前支的断端。

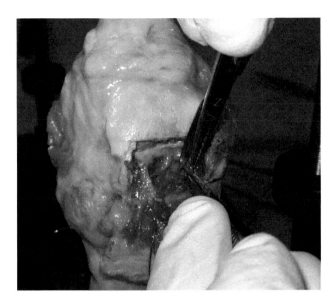

图 28.8　锐性切断环杓侧肌纤维（再次说明临床上用显微剪刀进行此项操作）。

　　• **手术要点：** 此项操作的术野距梨状窝很近，术中应避免进入咽腔。

　　• 至此，可以准备离断颈襻。选取颈襻最长且最远端的胸锁乳突肌支进行无张力的神经吻合。切断该分支以后，将其断端自带状肌下方穿过，向中间位置送入喉腔。

　　• **手术要点：** 如果情况需要，可以切断颈襻的后支以增加上述胸锁乳突肌支的长度使之更加靠近中线。

　　• 现在可以进行颈襻同喉返神经甲杓肌分支的神经吻合。重新修剪神经断端后，以 8-0 或 9-0 尼龙缝线进行 3 ～ 4 针神经外膜缝合。

　　• 复位用于开窗的甲状软骨。可用 4-0 聚丙烯缝线进行软骨外膜的间断缝合。如果复位的甲状软骨挤压到了通过甲状软骨窗进入喉腔的颈襻，则可在软骨窗后缘开一个边长 1 ～ 2mm 的长方形小口，为颈襻神经进入喉腔提供一通道。

　　• **手术要点：** 双侧带状肌向中线对合，并用可吸收缝线间断缝合。带状肌侧方同颈鞘之间的间隙没有必要专门缝合。

　　• **手术要点：** 术野放置烟卷引流，复位皮瓣常规缝合手术切口。加压包扎后使患者复苏，拔管后送出手术室。

参考文献

Berke GS, Blackwell KE, Crumley R. Selective modification of laryngeal neuromuscular funct ion. Oper Tech Otolaryngol—Head Neck Surg 1999;10(1):2–5

Berke GS, Blackwell KE, Gerrat t BR, Vern eil A, Jackson KS, Sercarz JA. Selective laryngeal adductor denervation-reinnervation: a new surgical treatment for adductor spasmodic dysphonia. Ann Otol Rhinol Laryngol 1999;108(3):227–231

Chhetri DK, Berke GS. Ansa cervicalis nerve: review of the topographic anatomy and morphology. Laryngoscope 1997;107(10):1366–1372

Chhetri DK, Mendelsohn AH, Blumin JH, Berke GS. Long-term follow-up results of selective laryngeal adductor denervation-reinnervation surgery for adductor spasmodic dysphonia. Laryngoscope 2006;116(4):635–642

Damrose EJ, Huang RY, Ye M, Berke GS, Sercarz JA. Surgical anatomy of the recurrent laryngeal nerve: implications for laryngeal reinnervation. Ann Otol Rhinol Laryngol 2003;112(5):434–438

第 29 章

环咽肌切开术

Peter C. Belafsky

环咽肌切开术是指切开环咽肌以提高吞咽功能的手术操作。

■ 适应证 / 禁忌证

· 环咽肌功能障碍或功能亢进所造成的吞咽困难、咽异感症或咽憩室是该手术的适应证。环咽肌功能障碍可由瘢痕挛缩、恶性肿瘤或神经支配障碍造成。

· 环咽肌切开可以作为全喉切除的辅助手术进行。

· 严重的食道反流是该手术的禁忌证。因为对此类患者实施该手术会加重胃食道反流，使胃内容物进入喉咽部，从而增加患者吸入性肺炎的风险。

■ 临床应用

关键点

· 仔细评估食道入口处的情况，排除肿瘤或瘢痕等非环咽肌因素造成的吞咽困难。

易犯错误

· 仅在食道透视下出现了条状充盈缺损不能作为手术指征，应进行食管功能评估，确保重度反流或食管运动障碍并非源于代偿性的环咽肌收缩突起。环咽肌必须是阻塞性的，必须有足够的咽壁强度和喉活动度才能保证环咽肌切开术的实施。这可以通过结合透视检查和食管上括约肌测压来进行评估。

■ 技术层面

关键点

为保证手术效果，环咽肌切开需包括整个肌肉的全长，至少 2 ~ 4cm 的长度。

易犯错误

当切开环咽肌神经纤维时应保持在后正中位，以避免损伤喉返神经。

■手术步骤

· 将尸体喉固定在支架上以利解剖。

· 首先在食道内放置硬性的扩张子，比如马洛尼扩张子，直径需大于 36 Fr（12mm）。放置扩张子有利于准确辨认食道，以便在手术中避免损伤食道及下咽部黏膜。

· 在胸锁乳突肌前缘纵向斜行切开皮肤或者在环状软骨水平横行切开皮肤。分离胸锁乳突肌和带状肌以暴露颈鞘。向侧边钝性分离颈鞘使之同甲状腺和喉游离。用甲状腺拉钩向侧方拉住颈鞘。必要时可以离断肩胛舌骨肌及甲状腺中静脉。

· 用拉钩拉住甲状软骨板后缘，轻轻地向中线位置牵拉甲状软骨板。拉钩应当拉在甲状软骨板的上中部，避免拉在下部造成喉返神经的损伤。

· 于环状软骨水平，在咽肌内找到环咽肌横行的肌纤维。手术操作应局限在这一肌肉及食道的后方以避免损伤喉返神经（图 29.1）。

· 咽上缩肌纤维是斜行的，而环咽肌纤维是环形的。用解剖拭子确认肌肉纤维（图 29.2）。

· 用血管钳撑起环咽肌纤维。用 15 号刀片逐层纵形切断环咽肌。需保证纵向切开长度在 4～5cm 以上，以确保将整个环咽肌切断（图 29.3，图 29.4）。

· 切断该肌肉以后可以透过完整的食道黏膜窥及马洛尼扩张子。可以自肌肉切口向两侧切除部分环咽肌，以避免环咽肌功能失调的复发。

· **手术要点：如果术中发现食道黏膜的完整性受损，可以用可吸收缝线将其缝合并留置鼻饲管。对于食道受损的病例，应当留置引流管。**

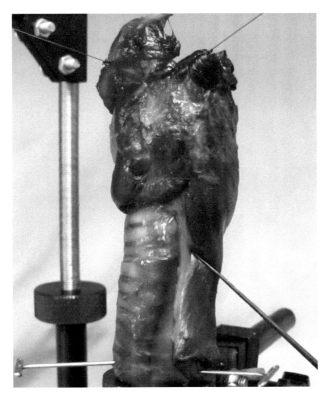

图 29.1　喉左侧观。金属探针所指的是喉返神经。

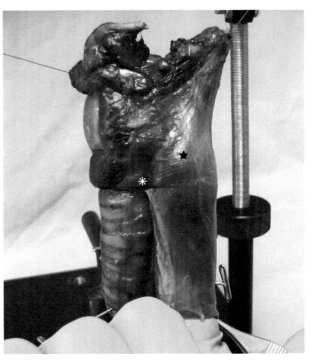

图 29.2　图中以手指代替马洛尼扩张子的作用。放置扩张子使环咽肌保持一定的张力。图中黑色星号示环咽肌，白色星号示环状软骨。

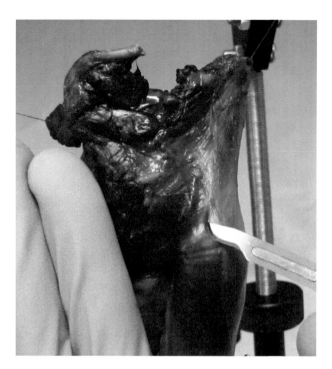

图 29.3 用手术刀切开环咽肌纤维。

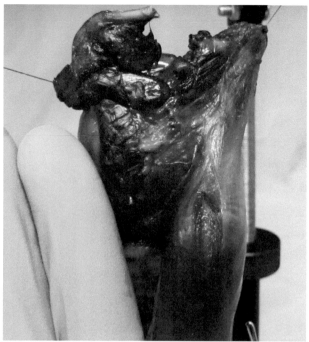

图 29.4 行环咽肌部分切除。切除后环咽肌深面的食道黏膜保持完整。

参考文献

Allen J, White CJ, Leonard R, Belafsky PC. Effect of cricopharyngeus muscle surgery on the pharynx. Laryngoscope 2010;120(8):1498–1503

Brigand C, Ferraro P, Martin J, Duranceau A. Risk factors in patients undergoing cricopharyngeal myotomy. Br J Surg 2007;94(8):978–983

Duranceau AC, Jamieson GG, Beauchamp G. The technique of cricopharyngeal myotomy. Surg Clin North Am 1983; 63(4):833–839

McKenna JA, Dedo HH. Cricopharyngeal myotomy: indications and technique. Ann Otol Rhinol Laryngol 1992; 101(3):216–221

第 30 章

喉骨折修复

S. Carter Wright , Catherine Rees Lintzenich

这项手术的目的是尽量修复喉内黏膜上皮的完整性，减少各种甲状软骨及环状软骨的骨折错位。如果未能修复喉腔骨性结构的改变，将增加继发喉狭窄、发声障碍及吞咽障碍的发生概率。

■适应证 / 禁忌证

• 喉骨架错位（环状软骨及甲状软骨）伴有或不伴有喉内黏膜破裂。

• 即使在多发性损伤及血液动力学不稳定的病例中也应当尽可能早期（损伤后 48 小时内）行修复手术，因为未经修复的喉上皮及骨架结构的损伤可能很快导致喉瘢痕狭窄。

• 对于多发性损伤的病例，可以在进行其他手术（如颅骨切开术）的同时实施喉腔修复手术。

■临床应用

关键点

• 对于合并有气道阻塞的病例首要目标是保证气道的通畅。对多数病例而言，气管切开是理想的解决方案。考虑到可能存在的喉腔水肿、脊柱损伤和环状软骨气管断离，气管插管通常难以完成。

• 所有暴露的喉内软骨都应当以上皮覆盖。全面的经鼻纤维内镜检查通常可以发现上皮损伤。上皮撕裂伤通常可以简单缝合。如果缺损较大可以利用颊黏膜进行修复。

• 在喉腔上皮愈合之前，利用喉模为上皮生长提供管腔形状的支撑是有作用的。

• 使用喉膜的时间不应超过两周，以免增加产生肉芽的风险。

• 如果声带在前联合处有撕裂，需尽可能复位并固定骨折的甲状软骨，同时尽量使前联合回到其在甲状软骨前端原有的位置。这类病例通常都有近中线的甲状软骨裂伤。修复过程中可以通过这些损伤将前联合缝合到甲状软骨外膜上，以恢复其原有位置。如果任由前联合向后回缩，则可能因为声带失去原有张力造成患者永久性的发声障碍。

易犯错误

• 在某些病例中，喉腔软骨可能钙化较差，很难用钢丝或钛板固定出稳定的三维结构。这类病例可以用网状钛板重塑甲状软骨轮廓，将软骨碎片分到网状钛板上加以固定。如果不愿意用钛板，也可以选择可吸收小固定板。

■技术层面

关键点

• 所有喉腔内部暴露的软骨都应当以上皮覆盖。实验室模拟手术过程中，在裂开喉腔后，可以用手术刀模拟喉腔黏膜撕裂伤，然后以铬制羊肠线进行间断缝合修复损伤的训练。

• 可以用摆锯模拟出甲状软骨及环状软骨的骨折。该方法不仅能够制造出单纯损伤，也可以模拟复合伤。

易犯错误

• 在某些病例中，喉腔软骨可能钙化较差，很难用钢丝或钛板固定出稳定的三维结构。由于一期修复对术后恢复最为重要，外科医生在修复喉损伤时可以根据不同病例的实际情况设计出个性化的修复方案。

• 如果以缝合的方式拉紧软骨，则需注意切勿使缝线穿入管腔，因为穿入管腔的缝线极易造成瘢痕及肉芽组织的形成。首选以不可吸收缝线进行缝合（比如聚丙烯缝线）。如果用小钛板及螺钉进行固定，则需注意切勿将螺钉钉入管腔。

■手术步骤

• 将尸体喉固定在支架上以利解剖。

> • 手术要点：临床上，在明确脊柱损伤状况后，行直接喉镜检查以明确喉内损伤情况。可首先尝试在内镜下修复喉内黏膜裂伤。较小的且不伴有软骨暴露的黏膜裂伤可先不予处理。较大的黏膜裂伤则需在喉裂开下彻底修复。

• 在标本的中线处垂直裂开喉腔。用刀片或者失状锯垂直切透甲状软骨，但需注意勿损伤前联合（图30.1）。

• 用缝线或小钛板对合骨折部位（图30.2，图30.3）。

• 用11号刀片切开环甲膜以暴露气道。

• 在直视下用11号刀片切开前联合。

• 实验室中可用刀片造成喉腔黏膜损伤，以模拟喉内黏膜裂伤。

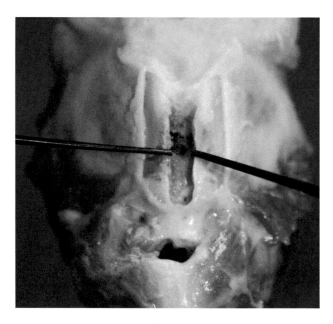

图30.1 在这一尸体标本中，已用摆锯在中线位置垂直切开甲状软骨。向两侧拉开甲状软骨切缘以暴露完整的喉腔黏膜。

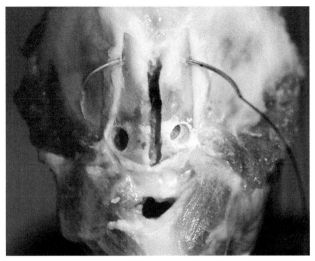

图 30.2　甲状软骨通常没有完全骨化，很难用钢板螺钉加以固定。在这一标本中，可用如图所示的方法将 2-0 聚丙烯缝线穿过甲状软骨。缝合应在黏膜下进行，勿使缝线穿入喉腔以避免产生肉芽及瘢痕组织。

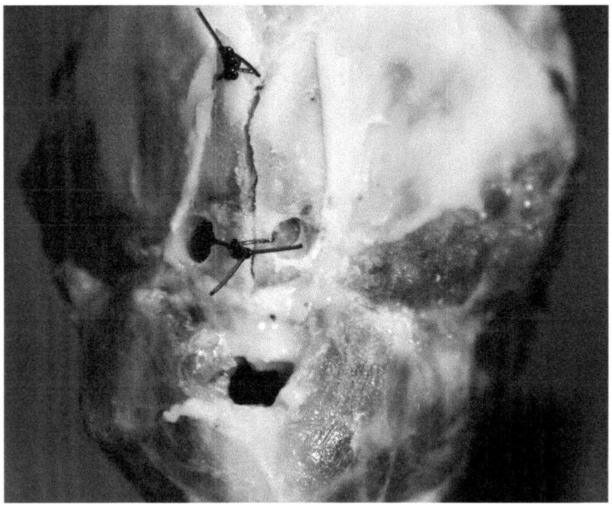

图 30.3　已在甲状软骨板上打了洞以便在复位骨性软骨时穿入缝线。在缝合软骨时应避免缝合过紧造成喉腔骨架结构的扭曲或撕裂软骨缝合处。

• 可用可吸收缝线缝合黏膜裂伤。应尽可能使黏膜覆盖暴露的软骨以防止肉芽及瘢痕组织增生，使术后管腔有足够的宽度恢复其呼吸功能。

> • 手术要点：在活体手术中，对于喉软骨粉碎性骨折、陈旧性损伤或创面有较多组织碎片的病例，比如枪伤，可去除非必须的组织碎片以利修复。

• 可以用小钛板或可吸收缝线复位并固定裂开的喉腔。

• 低切迹钛板用于固定骨折部位尤为适合（图 30.4，30.5）。

• 在较软的软骨上牢固地安装螺钉是很大的挑战。可以直接使用自攻螺钉进行固定。

• 没有钛板时也可用 2-0 聚丙烯缝线代替。

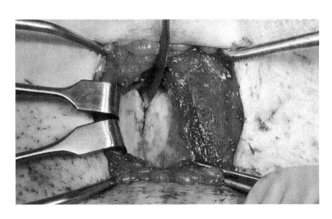

图 30.4　钝性分离周围组织后在患者喉软骨上找到的骨折线。

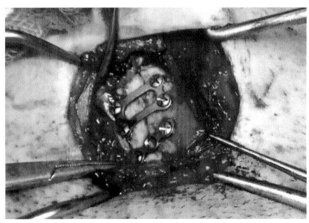

图 30.5　可用钛板拉紧并固定软骨缘。注意切勿将自攻螺钉拧得过紧。因为过大的张力会造成螺钉滑丝。

- 穿过软骨的可吸收缝线可以用于拉紧并固定软骨，但切勿穿过其他组织造成损伤。
- 注意避免缝合过紧造成喉腔骨架结构的扭曲。

参考文献

Jalisi S, Zoccoli M. Management of laryngeal fractures—a 10-year experience. J Voice 2011;25(4):473–479

Mendelsohn AH, Sidell DR, Berke GS, John MS. Optimal timing of surgical intervention following adult laryngeal trauma. Laryngoscope 2011;121(10):2122–2127 10.1002/lary.22163

Pou AM, Shoemaker DL, Carrau RL, Snyderman CH, Eibling DE. Repair of laryngeal fractures using adaptation plates. Head Neck 1998;20(8):707–713

Thor A, Linder A. Repair of a laryngeal fracture using miniplates. Int J Oral Maxillofac Surg 2007;36(8):748–750

索引

按汉语拼音排序，页码后面的 f 表示图。